essentials

Essentials liefern aktuelles Wissen in konzentrierter Form. Die Essenz dessen, worauf es als „State-of-the-Art" in der gegenwärtigen Fachdiskussion oder in der Praxis ankommt. *Essentials* informieren schnell, unkompliziert und verständlich

- als Einführung in ein aktuelles Thema aus Ihrem Fachgebiet
- als Einstieg in ein für Sie noch unbekanntes Themenfeld
- als Einblick, um zum Thema mitreden zu können

Die Bücher in elektronischer und gedruckter Form bringen das Fachwissen von Springerautor*innen kompakt zur Darstellung. Sie sind besonders für die Nutzung als eBook auf Tablet-PCs, eBook-Readern und Smartphones geeignet. *Essentials* sind Wissensbausteine aus den Wirtschafts-, Sozial- und Geisteswissenschaften, aus Technik und Naturwissenschaften sowie aus Medizin, Psychologie und Gesundheitsberufen. Von renommierten Autor*innen aller Springer-Verlagsmarken.

Melanie Weinheimer · Petra Wihofszky ·
Christa Büker · Norma Huss ·
Änne-Dörte Latteck · Annette Riedel ·
Lea Seidel

Nachhaltiges Handeln in der Pflege

Implikationen für Pflegebildung und Praxistransfer

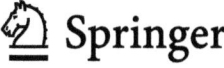

Melanie Weinheimer
Soziale Arbeit, Bildung und Pflege
Hochschule Esslingen
Esslingen, Deutschland

Petra Wihofszky
Soziale Arbeit, Bildung und Pflege
Hochschule Esslingen
Esslingen, Baden-Württemberg, Deutschland

Christa Büker
Gesundheit
Hochschule Bielefeld
Bielefeld, Nordrhein-Westfalen, Deutschland

Norma Huss
Soziale Arbeit, Bildung und Pflege
Hochschule Esslingen
Esslingen, Baden-Württemberg, Deutschland

Änne-Dörte Latteck
Bildungs- und Versorgungsforschung
Hochschule Bielefeld
Bielefeld, Nordrhein-Westfalen, Deutschland

Annette Riedel
Soziale Arbeit, Bildung und Pflege
Hochschule Esslingen
Esslingen, Baden-Württemberg, Deutschland

Lea Seidel
Diakonie, Gesundheit und Soziales
Hochschule Hannover
Hannover, Deutschland

ISSN 2197-6708   ISSN 2197-6716   (electronic)
essentials
ISBN 978-3-662-71642-7   ISBN 978-3-662-71643-4   (eBook)
https://doi.org/10.1007/978-3-662-71643-4

Die Deutsche Nationalbibliothek verzeichnet diese Publikation in der Deutschen Nationalbiblio-grafie; detaillierte bibliografische Daten sind im Internet über https://portal.dnb.de abrufbar.

Was Sie in diesem *essential* finden können

- Eine Beschreibung gängiger Begriffe von nachhaltiger Entwicklung und Planetary Health
- Aktuelle Implikationen zur nachhaltigen Entwicklung für die Pflege und die Pflegebildung
- Praktische Beispiele aus der Pflegebildung
- Hinweise für den Transfer in die Pflegepraxis
- Einen Ausblick für die Pflege- und Gesundheitsforschung

Vorwort

Das Essential „Nachhaltiges Handeln in der Pflege – Implikationen für Pflegebildung und Praxistransfer" richtet sich sowohl an Pflegefachpersonen, Praxisanleitende und Führungskräfte in der Pflege als auch an Auszubildende und Studierende. Es will in das Thema einführen sowie einen Überblick über wesentliche Fachbegriffe und neue Konzepte wie Planetary Health geben. Unser Anliegen ist es, die Bedeutung des nachhaltigen Handelns in der Pflege zu stärken und Akteur:innen des Pflege- und Gesundheitswesens zu motivieren, sich für mehr Nachhaltigkeit einzusetzen. Dazu ist im April 2024 das Projekt „Nachhaltiges Handeln in der pflegeberuflichen Bildung: Curriculare Integration von Planetary Health und digitaler Kompetenz" (kurz: Naht) an den Start gegangen.

Naht ist ein Verbundprojekt der Hochschulen Esslingen (koordinierende Hochschule), Bielefeld und Hannover. Im Fokus steht die Qualifizierung von Praxisanleitenden in der Pflege und die Förderung von Nachhaltigkeitskompetenzen in der Praxis. Wir möchten mit diesem Buch Naht der interessierten Fachöffentlichkeit vorstellen sowie den kooperierenden Partner:innen einen Einblick in die thematischen Grundlagen und Hintergründe geben. Das Essential gründet sich auf unseren Buchbeiträgen, die länger und ausführlicher in dem Nachschlagewerk „Gesundheit und Nachhaltigkeit" (Springer Reference Pflege – Therapie – Gesundheit) zu finden sind. Wir wünschen, dass das Lesen des Essentials Sie bereichert und zu neuen Ideen anregt.

Wir möchten dieses Essential unserem lieben Kollegen Mathias Bonse-Rohmann widmen, der uns leider viel zu früh verlassen hat. Ohne seine Arbeit, sein Wissen und sein unermüdliches Bestreben würde es das Projekt Naht nicht geben. Wir werden ihn als Freund und Kollegen in liebevoller Erinnerung behalten.

Melanie Weinheimer

Petra Wihofszky

Christa Büker

Norma Huss

Änne-Dörte Latteck

Annette Riedel

Lea Seidel

Inhaltsverzeichnis

Über die Autoren

Christa Büker, Prof. Dr., Hochschule Bielefeld, Fachbereich Gesundheit, Interaktion 1, 33619 Bielefeld, christa.bueker@hsbi.de

Norma Huss, Prof. Dr., Hochschule Esslingen, Institut für Gesundheits- und Pflegewissenschaften, Fakultät Soziale Arbeit, Bildung und Pflege, Flandernstr. 101, 73732 Esslingen a. Neckar, norma-may.huss@hs-esslingen.de

Änne-Dörte Latteck, Prof. Dr., Hochschule Bielefeld, Fachbereich Gesundheit, Interaktion 1, 33619 Bielefeld, aenne-doerte.latteck@hsbi.de

Annette Riedel, Prof. Dr. phil. habil., Hochschule Esslingen, Fakultät Soziale Arbeit, Bildung und Pflege, Flandernstr. 101, 73732 Esslingen a. Neckar, annette.riedel@hs-esslingen.de

Lea Seidel, M.A. Bildungswissenschaften für Gesundheitsberufe, Hochschule Hannover, Blumhardtstraße 2, 30625 Hannover, lea.seidel@hs-hannover.de

Melanie Weinheimer, MSc Pflegewissenschaft, Institut für Gesundheits- und Pflegewissenschaften, Fakultät Soziale Arbeit, Bildung und Pflege Hochschule Esslingen, Flandernstraße 101, 73732 Esslingen a. Neckar, melanie.weinheimer@hs-esslingen.de

Petra Wihofszky, Prof. Dr., Hochschule Esslingen, Institut für Gesundheits- und Pflegewissenschaften, Fakultät Soziale Arbeit, Bildung und Pflege, Flandernstr. 101, 73732 Esslingen a. Neckar, petra.wihofszky@hs-esslingen.de

Einleitung 1

Die Auswirkungen der Klimakrise, verursacht durch die globale Erderwärmung, sind spürbar und bedrohen zusammen mit dem Verlust der Biodiversität und einer zunehmenden Umweltverschmutzung große Teile der Menschheit (IPCC, 2023). Die gesundheitlichen Folgen der Klimakrise sind belegt. Sie wirkt sich direkt und indirekt auf die körperliche und psychische Gesundheit von Menschen aus und verschärft dabei das Ausmaß sozialer Ungleichheiten (Romanello et al., 2023). Vor diesem Hintergrund entwickelte sich Planetary Health als neues interdisziplinäres Konzept, das nach den gesundheitlichen Folgen der Klimakrise fragt und die ökologischen Lebens- und Umweltbedingungen als weitere Determinante in die Betrachtung von Gesundheit einbezieht (Malsch, 2021).

▶ **Planetary Health**
„Planetary Health befasst sich mit den Zusammenhängen zwischen der menschlichen Gesundheit und den politischen, ökonomischen und sozialen Systemen, sowie den natürlichen Systemen unseres Planeten, von denen die Existenz der menschlichen Zivilisation abhängt." (Müller et al., 2018)

Die Klimakrise ist nachweislich durch menschliches Handeln verursacht. Die Lancet Commission, ein transdisziplinäres Expert:innengremium, legt jährlich die Daten und Fakten zur Klimakrise dar, skizziert Zukunftsszenarien und ruft die Länder weltweit zum dringenden Handeln auf (Romanello et al., 2023). Die Planetary Health Alliance, die von der Lancet Commission mitgegründet wurde und der sich inzwischen mehr als 400 Organisationen weltweit angeschlossen haben, appelliert in der „São Paulo Declaration on Planetary Health"

M. Weinheimer et al., *Nachhaltiges Handeln in der Pflege*, essentials, https://doi.org/10.1007/978-3-662-71643-4_1

an die Weltgemeinschaft, einen grundlegenden Wandel – The Great Transition –
in allen gesellschaftlichen Bereichen einzuleiten (Planetary Health Alliance &
Universidade de São Paulo, 2021).

▶ **The Great Transition**
  „We need a fundamental shift in how we live on Earth, what we
  are calling the Great Transition. Achieving the Great Transition will
  require rapid and deep structural changes across most dimensions of
  human activity. This includes how we produce and consume food,
  energy, and manufactured goods; how we construct and live in our
  cities; and how we consider and measure growth, progress and development, and govern ourselves. It will also require rethinking our
  values and relationship within Nature and to each other from human
  exceptionalism, domination, and scarcity to interdependence, equity,
  and regeneration. The Great Transition offers the possibility of greater richness of experience, greater well-being, and an enhanced
  opportunity for all beings to thrive. It will take practitioners, scholars,
  and policy makers across every dimension of human activity working
  together." (Planetary Health Alliance & Universidade de São Paulo,
  2021, S. 2).

Dieser Wandel betrifft alle Bereiche des Lebens: bspw. den Konsum und die
Produktion von Nahrungsmitteln, Energie und anderen gefertigten Produkten,
die Art und Weise, wie wir zusammen in Städten leben, und die Wertehaltung
in Bezug auf die Natur und unser Miteinander. Jede Person ist aufgefor-
dert, sich an dieser Veränderung zu beteiligen (Planetary Health Alliance &
Universidade de Sao Paulo 2021). Besonders die Gesundheit der Menschen
ist als Ausgangspunkt für die Bewältigungsstrategien der Klimakrise in den
Fokus gerückt (Romanello et al., 2022). Romanello et al. (2023) betonen die
Potenzierung der negativen gesundheitlichen Auswirkungen der Klimakrise in
Verbindung mit sozialer Ungerechtigkeit (Romanello et al., 2023). Die Hand-
lungsansätze der Prävention und Gesundheitsförderung sowie die Forderung nach
sozialer Gerechtigkeit spielen daher eine zentrale Rolle (Planetary Health Alliance & Universidade de São Paulo, 2021). Der aktuelle Bericht der Lancet
Commission unterstreicht die Bedeutung von Prävention und Gesundheitsförderung und schlägt z. B. vor, Bewegung und die Nutzung von öffentlichen
Verkehrsmitteln zu fördern: Durch diese Maßnahme können die Todesfälle reduziert werden, die durch Bewegungsmangel verursacht werden, zugleich gehen

die CO_2-Emissionen und die Todesfälle durch Unfälle im Straßenverkehr und verkehrsbedingte Luftverschmutzung zurück (Romanello et al. 2023, S. 2348).

Teil der Bewältigungsstrategie des Klimawandels muss aber auch das Gesundheitssystem selbst sein. Denn das Gesundheitswesen, das die Gesundheit und das Wohlergehen der Menschen sicherstellen soll, produziert große Mengen von Treibhausgasen, die den Klimawandel befeuern (Karliner et al., 2019). So werden z. B. pro Bett in deutschen Krankenhäusern jährlich ca. 6000 kWh Strom und 29.000 kWh Wärme verbraucht, mehr als der durchschnittliche Verbrauch eines Einfamilienhauses (Lüdtke, 2019). Aufgrund von Hygienevorschriften und Kosteneinsparungen werden überwiegend Einwegprodukte verwendet, wodurch in deutschen Krankenhäusern durchschnittlich sechs Kilogramm Abfall pro Patient:in und Tag anfallen (Lenzen-Schulte, 2019). Die Verwendung von Einwegprodukten führt nicht nur zu großen Mengen an Müll, sondern es entstehen auch zusätzliche Emissionen bei Herstellung und Transport dieser Produkte (Huss & Weinheimer, 2021; Karliner et al., 2019).

Im Jahr 2022 verzeichnete das globale Gesundheitswesen erstmals einen Rückgang der Treibhausgasemissionen. Von 5,2 % im Jahr 2021 konnten die weltweiten Emissionen des Gesundheitssystems auf 4,6 % reduziert werden. Diese Zahl liegt zwar immer noch über dem erstmals ermittelten Wert von 4,4 % in 2014, die Lancet Commission beschreibt den Gesundheitssektor mit dieser Entwicklung dennoch als gutes Beispiel (Karliner et al., 2019; Romanello et al., 2022, 2023).

Die Ziele der Great Transition zu unterstützen, ist für die Gesundheitsberufe und insbesondere für die Berufsgruppe der Pflege daher von großer Bedeutung (Kurth & Potter, 2022). Die gesundheitlichen Folgen der Klimakrise betreffen Patient:innen und pflegebedürftige Menschen, insbesondere vulnerable Menschen mit chronischen (Vor-)Erkrankungen oder alte und hochbetagte Menschen. Pflegefachpersonen verfügen als Berufsgruppe über geeignete Zugangswege, Menschen anzusprechen, zu erreichen, zu beraten sowie über die gesundheitlichen Folgen der Klimakrise aufzuklären – auch um Prozesse von der Materialbeschaffung bis hin zur Abfallentsorgung unter dem Gesichtspunkt der Nachhaltigkeit in ihren Arbeitsbereichen mit zu beeinflussen (Practice Green Health et al., o. J.; Shaw et al., 2021).

Die Fachverbände der Gesundheitsfachberufe werden sich dieser Aufgabe zunehmend bewusst. Innerhalb des europaweiten Netzwerks „Health Care Without Harm", das sich an Akteur:innen der Pflege adressiert, gründete sich das Netzwerk „Nurses Climate Challenge Europe", dem sich Schulen und Hochschulen weltweit anschlossen. In Disziplinen wie Medizin, Physiotherapie und Psychologie entstanden ebenfalls Netzwerke. Die verschiedenen Netzwerke haben sich analog zur São Paulo-Deklaration zum Ziel gesetzt, die Inhalte und Werte von Planetary Health sowie die Vermittlung nachhaltigkeitsspezifischer Kompetenzen in die Lehr- und Ausbildungspläne sowie in die akademischen Curricula zu integrieren. Inzwischen gibt es eine wachsende Zahl an Empfehlungen und Erfahrungen, wie Planetary Health in die Lehre der Medizin integriert werden kann. Diese Empfehlungen lassen sich auch auf weitere Gesundheitsberufe übertragen (Shaw et al., 2021).

Im Rahmen dieses Beitrags möchten wir zeigen, wie die Vermittlung nachhaltigkeitsorientierter Kompetenzen in der Pflegebildung gestaltet werden kann. Dazu stellen wir im Kap. 2 einige Grundlagen und zentrale Begriffe zum Thema Nachhaltigkeit vor. In Kap. 3 werfen wir einen Blick auf die Bildung für Nachhaltige Entwicklung und den aktuellen Stand der Pflegebildung im Hinblick das Thema Nachhaltigkeit, national und international. Anschließend möchten wir in Kap. 4 veranschaulichen, welche Perspektiven und Ansätze es für die Nachhaltigkeit in der Pflegebildung geben kann. Hierfür werden grundlegende ethische Werte und Prinzipien, aber auch curriculare Ansätze erörtert. Es schließen sich Beschreibungen mehrerer Praxisbeispiele an, in denen nachhaltigkeitsorientierte Kompetenzen in verschiedenen Settings erfolgreich vermittelt werden konnten. Abschließend werfen wir in Kap. 5 einen Blick auf den Stand der Beruflichen Bildung für Nachhaltige Entwicklung (BBNE) in der Pflegepraxis und stellen das im April 2024 gestartete Verbundprojekt „Nachhaltiges Handeln in der pflegeberuflichen Bildung: Curriculare Integration von Planetary Health und digitaler Kompetenz (Naht)" und dessen Grundlagenkonzept das „NurSusTOOLKIT" vor, das aktualisiert und zum NahtToolkit weiterentwickelt wurde.

Definition nachhaltige Entwicklung

2

Der Ansatz der nachhaltigen Entwicklung hat seinen Ursprung in der Forstwirtschaft und beschreibt das Gleichgewicht und die Interdependenz zwischen Mensch und Umwelt (von Hauff, 2023). Gegenwärtig liegt nachhaltiger Entwicklung das Prinzip der Gerechtigkeit zugrunde. Das bedeutet, weder auf Kosten zukünftiger Generationen noch auf Kosten heute in anderen Regionen der Welt lebender Menschen zu leben und zu wirtschaften (Kropp, 2019). Nachhaltige Entwicklung berücksichtigt drei Dimensionen: Ökologie, Soziales und Ökonomie.

> **Dimensionen nachhaltiger Entwicklung (Kropp, 2019; Voss & Baltruks, 2023)**
>
> **Ökologische Nachhaltigkeit:** Die ökologische Dimension beschreibt die angepasste Nutzung und den Schutz der natürlichen Ressourcen, um den Fortbestand der natürlichen Lebensgrundlagen auf Dauer zu erhalten. Dazu zählen auch der Kampf gegen den Klimawandel und die Reduktion der Umweltbelastungen.
>
> **Soziale Nachhaltigkeit:** Ziel der nachhaltigen Entwicklung auf sozialer Ebene muss ein menschenwürdiges Leben für alle sein, heute und in Zukunft. Dazu gehören der Schutz und die Förderung der Bedürfnisse und Rechte von Menschen aller Bevölkerungsgruppen sowie die Förderung der sozialen Gerechtigkeit und der Chancengleichheit, um die Lebensqualität jeder und jedes Einzelnen zu steigern.

> **Ökonomische Nachhaltigkeit:** Ökonomisch nachhaltige wirtschaftliche Aktivitäten bewegen sich innerhalb der ökologischen Grenzen. Ökonomische Nachhaltigkeit zielt auf ein Gleichgewicht zwischen unternehmerischem Wachstum, Gesellschaft und Umwelt. Die gerechte Verteilung von Ressourcen wird mit einbezogen.

Diese drei Dimensionen sind in gegenseitigem Wechselspiel miteinander verbunden (Voss & Baltruks, 2023). Es existieren verschiedene Modelle, wie diese Dimensionen zu gewichten sind (Kropp, 2019). Vereinzelt wird vorgeschlagen, weitere Dimensionen, wie die kulturelle, einzubeziehen; bisher konnten sich solche Ansätze nicht durchsetzen (von Hauff, 2023). Dieses Buch orientiert sich in der Betrachtung nachhaltiger Entwicklung an der ökologischen, sozialen und ökonomischen Dimension und deren wechselseitige Verbundenheit in Anlehnung an offizielle Dokumente wie den Sustainable Development Goals (SDG) (United Nations, 2023) und der Nationalen Nachhaltigkeitsstrategie Deutschlands (Die Bundesregierung, 2021).

Nachhaltige Entwicklung in der Pflege

3

Für die Umsetzung nachhaltiger Entwicklung in der Gesellschaft spielt Bildung eine tragende Rolle. Daher haben die Vereinten Nationen im Zuge der Konferenz für Umwelt und Entwicklung mit dem Dokument „Agenda 21" bereits 1992 die „Neuausrichtung der Bildung für Nachhaltige Entwicklung" gefordert (UNECD, 1992). Da diese jedoch nur schleppend anlief, wurde von 2005 bis 2014 die erste Dekade „Bildung für nachhaltige Entwicklung" ausgerufen, um Bildung für Nachhaltige Entwicklung (BNE) auf den verschiedenen Bildungsebenen zu etablieren (Kropp, 2019). In Deutschland wurden in diesem Rahmen von der UNESCO mehr als 2.000 Projekte für Gute Praxis ausgezeichnet (BMBF, o. J.). Bildung für nachhaltige Entwicklung zielt darauf, jede Person zu befähigen, sich die Auswirkungen ihres Handelns bewusst zu machen: auf sich selbst, zukünftige Generationen und das Leben der Menschen in anderen Weltregionen. Darüber hinaus soll die Person Gestaltungskompetenz (Kropp, 2019) erwerben. Das bedeutet, sie lernt, das erworbene Wissen über nachhaltige Entwicklung im eigenen Handeln umzusetzen.

Berufliche Bildung für Nachhaltige Entwicklung (BBNE) wurde aus diesem Weltaktionsprogramm abgeleitet. Der beruflichen Bildung fällt eine besondere Rolle zu, denn die Grundlagen zukünftiger Lebensräume werden geprägt durch heutige berufliche Arbeits- und Geschäftsprozesse mit ihrem Ressourcen- und Energieverbrauch (Kuhlmeier & Vollmer, 2018). Bereits Auszubildende sollten sich der gesellschaftlichen Wirkung ihrer Arbeit bewusst sein. Mit jeder Dienstleistung, die erbracht wird, werden Ressourcen verbraucht und Abfälle produziert, auch wenn es in der jeweiligen Situation nicht bewusst oder beabsichtigt ist (Kuhlmeier & Vollmer, 2018). BBNE trägt dazu bei, nachhaltige Arbeits- und Wirtschaftsweisen zu fördern, um die natürlichen Lebensgrundlagen für alle

M. Weinheimer et al., *Nachhaltiges Handeln in der Pflege*, essentials, https://doi.org/10.1007/978-3-662-71643-4_3

Generationen sicherzustellen (Hilse et al., 2022). Lernende werden befähigt, informierte Entscheidungen zu treffen. So können sie verantwortungsbewusst und zum Schutz der Umwelt handeln sowie Aspekte nachhaltigen Wirtschaftens für eine gerechte Gesellschaft berücksichtigen (Weber & Wester, 2021).

▶ **Berufliche Bildung für nachhaltige Entwicklung (BBNE)**
„Berufliche Bildung für nachhaltige Entwicklung ist als lebensbegleitender Prozess und zentrales Element einer Bildung zu verstehen, die den Einzelnen befähigt, sich mit aktuellen und künftigen Herausforderungen in beruflichen, gesellschaftlichen und privaten Situationen individuell und sozial verantwortlich auseinanderzusetzen." (Organisation der Vereinten Nationen für Bildung, Wissenschaft und Kultur & Deutsche UNESCO-Kommission e. V., 2014, S. 5).

Im internationalen Kontext hat sich Nachhaltigkeit als Gegenstand von Bildungsprozessen in der Pflege und im Gesundheitswesen bereits etabliert (Álvarez-Nieto et al., 2022). Shaw et al. (2021) betonen die Verantwortung der Gesundheitsfachkräfte für die Umwelt und fordern eine Bildung, die diese Verantwortlichkeit fördert. Nachhaltigkeitsbildung liegt das Verständnis zugrunde, dass Umwelt und Menschen eng miteinanderverknüpft sind. Sie stellt außerdem sicher, dass sich Gesundheitsfachkräfte der Beziehung zwischen Gesundheit und Ökosystem bewusst sind und über Fähigkeiten und Werte verfügen, den Wandel zu Planetary Health voranzutreiben. Shaw et al. (2021) identifizieren drei Kernbereiche, die in die Bildung von Gesundheitsberufen integriert werden müssen, um eine Bildung für Nachhaltige Entwicklung zu generieren: ethische Werte, Wissen sowie Praxisfähigkeiten und -prinzipien.

Übersicht
Ethische Werte:

- In Harmonie mit der Natur
- Respekt vor Menschenrechten und ·würde
- Gleichheit und soziale Gerechtigkeit
- Kampf gegen Ungleichheiten und Ausnutzung von Macht
- Professionelle Pflicht, die Gesundheit zu schützen

Wissen:

- Wechselbeziehung zwischen Mensch und Planet
- Anthropozän und die ökologische Krise
- Sustainable Development Goals (SDG)
- unterschiedliche Auswirkungen des ökologischen Wandels
- Dringlichkeit zur Mitigation und Adaption
- Komplexität und (unbeabsichtigte) Folgen des eigenen Wirkens

Praxisfähigkeiten und -prinzipien:

- Systemisches und transformatives Denken
- Transdisziplinäre Zusammenarbeit
- Evidenzbasiertes Arbeiten und Evidenzen schaffen
- Weg zu Net-Zero[1]-Gesundheitseinrichtungen ebnen und fördern
- Gesunden Lebensstil in der Bevölkerung fördern
- Ethische Vorbildfunktion (Shaw et al., 2021)

Derzeitige Pflegeauszubildende beginnen ihre Ausbildung bereits mit einem Bewusstsein für Klima- und Nachhaltigkeitsfragen (Wallis & Loy, 2021). Richardson et al. (2016) zeigten mit dem Instrument Sustainability Attitudes in Nursing Survey (SANS_2), dass insbesondere deutsche Pflegeauszubildende für die Problematik des Klimawandels sensibilisiert sind (s. a. (Álvarez-Nieto et al., 2022). López-Medina et al. (2022) beschreiben, dass Menschen am Anfang ihrer beruflichen Ausbildung Sorgen im Hinblick auf das mangelnde Wissen und Bewusstsein der Pflegenden über die Auswirkungen ihres Handelns für die Umwelt und den Umgang mit Ressourcen äußern. Die Pflegeauszubildenden fordern eine Ausbildung und Praxisanleitung, in der eine ressourcen- und umweltschonende Pflege vermittelt wird (López-Medina et al., 2022). Jedoch wurde eine Reihe von Hindernissen festgestellt, warum Nachhaltigkeit in der Pflegeausbildung noch wenig gelehrt wird. Dazu gehören die Wahrnehmung, dass Nachhaltigkeit für die Gesundheitsversorgung nicht relevant sei (Aronsson et al., 2023), ein Mangel an Fachwissen bei den Ausbildenden (Richardson et al., 2016; Tun, 2019), die Herausforderung, ein weiteres Thema in die bereits überfüllten

---

[1] Net Zero – Gleichgewicht zwischen menschlich erzeugten Klimagasen und natürlichem Kohlenstoffkreislauf.

Lehrpläne aufzunehmen, und die fehlende Möglichkeit, sich über Themen zur Nachhaltigkeit auszutauschen (Aronsson et al., 2023; Tun, 2019).

Dennoch gibt es in der deutschen Pflegebildung bereits gelungene Ansätze zur Integration von Nachhaltigkeitsbildung. Beispiele und wichtige, zu beachtende Facetten und ethische Bezugspunkte sollen im nächsten Kapitel aufgezeigt werden.

Perspektiven und Ansätze der Nachhaltigkeitsbildung in der Pflege

4

4.1 Ethische Bezugspunkte[1]

Bezugnehmend auf einschlägige Positionierungen (ANA, 2023; DER, 2024) und aktuelle Erkenntnisse zum Treibhausgasemissionsfußabdruck des Gesundheitswesens (Pichler et al., 2024) lässt sich ein klarer ethischer Auftrag an die Verantwortlichen und Agierenden des Pflege- und Gesundheitswesens ableiten (ANA, 2023; DER, 2024; ICN, 2021; Riedel, 2015). Vor diesem Hintergrund formuliert der Deutsche Ethikrat (DER), dass angesichts der „bereits jetzt schon erkennbaren und erwartet zunehmenden vielfältigen gesundheitlichen Folgen des Klimawandels (…) der Gesundheitssektor eine besondere Verantwortung [trägt], auf diese Herausforderungen zu reagieren und Schutzmaßnahmen umzusetzen" (DER, 2024, S. 23). Die Stellungnahme des DER verweist nicht nur auf die gesundheitlichen Folgen der Klimakrise, sondern auch auf Klimagerechtigkeit und eine gerechte Verantwortung für den Klimaschutz. Daraus lassen sich wichtige ethische Impulse für das Pflege- und Gesundheitswesen ableiten (Riedel et al., 2024). Die Stellungnahme unterstreicht zugleich die „besondere Verantwortung" dieses Sektors (DER, 2024, S. 107) wie auch der Berufsgruppe der Pflege (Riedel et al., 2024; ANA, 2023; ICN, 2021)

Die ethische Verantwortung der Profession Pflege formuliert auch der Ethikkodex des International Council of Nurses (ICN): „Pflegefachpersonen tragen

---

[1] Dieser Abschnitt ist eine Zusammenfassung des folgenden Buchbeitrags: Riedel, A., & Lehmeyer, S. (2023). Facetten der Nachhaltigkeit – Bezugspunkte für den ethisch verantwortlichen Umgang mit Ressourcen im Pflege- und Gesundheitswesen. In S. Hartung, & P. Wihofszky (Hrsg.), *Gesundheit und Nachhaltigkeit* (S. 99–111). Springer. https://doi.org/10.1007/978-3-662-64954-1_5-1.

zur Gesundheit der Bevölkerung bei und arbeiten auf die Erreichung der Nachhaltigen Entwicklungsziele (SDG) der vereinten Nationen hin" (ICN, 2021, S. 20). Nachhaltigkeit entfaltet sich folglich zu einem ethischen Reflexions-, Abwägungs- und Bezugspunkt, auch angesichts aktueller Krisen, Restriktionen und Innovationserfordernisse in der Pflege (Riedel et al., 2024).

Im Rückblick auf die COVID-19-Pandemie kann exemplarisch verdeutlicht werden, wie bedeutsam die ethische Bezugnahme und Beachtung der Nachhaltigkeitsziele ist (Riedel & Lehmeyer, 2023). Insbesondere im Hinblick auf die soziale Nachhaltigkeit wurde offensichtlich, dass im Rahmen der Pandemie einzelne Nachhaltigkeitsziele der vereinten Nationen (SDGs) tangiert oder gar verletzt wurden (Royal College of Nursing (RCN), 2021). Eindrücklich wird dies in der Betrachtung des 3. Nachhaltigkeitsziels: „Ein gesundes Leben für alle Menschen jeden Alters gewährleisten und ihr Wohlergehen fördern" (BMG, 2021, S. 9). Weder national noch global konnte dieses Ziel im Pandemieverlauf stringent verfolgt und realisiert werden (DER, 2022; Riedel & Lehmeyer, 2023). Auch das 8. Nachhaltigkeitsziel „menschenwürdige Arbeit" (BMG, 2021, S. 5) wurde im Kontext der Pandemie verletzt oder rückte angesichts der Herausforderungen in den Hintergrund. Nicht immer waren die Arbeitsbedingungen für die Mitarbeitenden in der Pflege als „würdig" zu bezeichnen (Riedel & Lehmeyer, 2023).

Die Pflege steht neben der ökologischen und der ökonomischen Nachhaltigkeit insbesondere mit der sozialen Nachhaltigkeit (s. Kap. 2) in starker Verbindung. Die sozialen Aspekte der Nachhaltigkeit sind den Normen und Werten der Pflege inhärent, sodass eine Brücke zur normativen Orientierung der Pflege geschlagen werden kann (ICN, 2021). Angesichts der Prämissen und Ansprüche, die der sozialen Nachhaltigkeit innewohnen, kann diese Dimension der Nachhaltigkeit in einen ethischen Konflikt mit der ökologischen und ökonomischen Nachhaltigkeit geraten. Gegenüber diesen möglichen Zielkonflikten fordert die soziale Nachhaltigkeit ein ethisch begründetes Einstehen, das auf den mit der sozialen Nachhaltigkeit verbundenen Werten und Verantwortlichkeiten fußt.

Es wird deutlich: Nachhaltigkeit spielt als ethische Orientierungsdirektive für das professionelle Pflegehandeln und die damit einhergehenden Entscheidungen eine zentrale Rolle und fordert heraus. Nachhaltigkeit kann in diesem Verständnis als Gegenstand ethischer Abwägungen fungieren. Daher stellt sich die Frage, welche ethischen Werte bei der Realisierung von Nachhaltigkeit im Kontext der Pflege zentral sind. Bedeutsame ethische Bezugspunkte sind insbesondere Verantwortungsübernahme (Royal College of Nursing, 2021; ICN, 2021), Orientierung am Gegenüber (Würde und Respekt), aber auch Lebensqualität,

Wohlergehen (Gonzalez Holguera & Senn, 2022), Sicherheit sowie Vertrauen/ Vertrauenswürdigkeit (Royal College of Nursing 2021; ICN, 2021). Ferner geht es bei der Nachhaltigkeit in der Pflege und im Gesundheitswesen um Fragen der Teilhabe und Chancengleichheit (BMG, 2021), aber auch um Solidarität und Gerechtigkeit (DER, 2024; ICN, 2021). Gerechtigkeit ist an dieser Stelle ein besonderes Augenmerk zu schenken. Gerechtigkeit umfasst im Kontext der drei Dimensionen der Nachhaltigkeit stets mehrere Aspekte, z. B. Gleichbehandlung, Generationengerechtigkeit (DER, 2024), aber auch Ressourcen- und Verteilungsgerechtigkeit. Aufgrund der begrenzten Ressourcen auf allen Ebenen und der zunehmenden Limitationen in der Pflege geht es aus ethischer Sicht nicht um die Frage, ob Grenzen gezogen und wie Einschränkungen legitimiert werden, sondern um den verantwortungsvollen Auftrag, konsequent sicherzustellen, dass die notwendigen Grenzen fair und gerecht, zweckmäßig und wirtschaftlich, verantwortungsvoll und verhältnismäßig und zugleich ohne Stigmatisierungen sind (DER, 2024). Entscheidungen im Kontext der Gerechtigkeit benötigen Regeln und einen transparenten Entscheidungskorridor; es bedarf entscheidungsleitender Prinzipien innerhalb der Abwägungsprozesse, sowohl in Bezug auf die intergenerationale Gerechtigkeit, die soziale Gerechtigkeit, die „Umweltgerechtigkeit" (ICN, 2021, S. 27) als auch die gerechte Verteilung knapper Ressourcen. So bilden in der Stellungnahme des Deutschen Ethikrates „Klimagerechtigkeit" (DER, 2024) Gerechtigkeit und Verantwortung die zentralen ethischen Werte und Prinzipien der Abwägung und Argumentation für Maßnahmen zur Bewältigung des Klimawandels.

Die Verantwortung betrifft im Pflege- und Gesundheitswesen auch die Förderung und Unterstützung sogenannter gesundheitsbezogener „Co-Benefits" (Riedel et al., 2024; Romanello et al., 2023). Deutlich ist: Die Berufsgruppe der Pflegenden spielt im Kontext der Nachhaltigkeit eine zentrale – auch advokatorische – Rolle (ANA, 2023; Gaudreau et al., 2024; Riedel et al., 2024). Advokatorisch meint in diesem Kontext, eine anwaltschaftliche Position einzunehmen und für diejenigen Menschen einzustehen, die angesichts des Klimawandels besonders vulnerabel sind: Menschen, deren Vulnerabilität sich durch die Effekte der klimabedingten Veränderungen erhöht, deren Anpassungskapazität durch Pflegebedürftigkeit oder individuelle Lebensumstände eingeschränkt und deren gesundheitliches Wohlbefinden in der Folge reduziert oder gefährdet ist. Die pflegeprofessionelle advokatorische Rolle zeigt sich auch im Einstehen für die gesellschaftlich gerechte, nichtdiskriminierende Verteilung der – angesichts des Klimawandels – knapper werdenden Ressourcen (Riedel et al., 2024).

Bedeutsam ist: Nachhaltigkeit in der Pflege und im Gesundheitswesen fordert ethische Abwägungen hinsichtlich Teilhabe, Chancengleichheit, -gerechtigkeit, Lebensqualität und Solidarität (Riedel et al., 2024). Für die Umsetzung jeglicher Maßnahmen des Klimaschutzes sind das Menschenrecht auf Gesundheit (ICN, 2021) wie auch die soziale und „intergenerationelle" Gerechtigkeit (DER, 2024) grundlegend. Die ethischen Implikationen für die Profession und deren Handeln sind evident.

4.2   Die curriculare Verankerung von Nachhaltigkeit in der pflegeberuflichen Bildung[2]

Die Lancet Commission empfiehlt zu Klimawandel und Gesundheit, neben der Vorbereitung auf Gesundheitsrisiken durch den Klimawandel und der Reduktion des CO_2-Fußabdrucks, vordergründig Wissen, Verständnis und mögliche Handlungsstrategien bezüglich des Klimawandels und Planetary Health in den Aus-, Fort- und Weiterbildungen der Gesundheitsberufe flächendeckend zu implementieren. Ziel ist, den Gesundheitssektor umfassend hin zu einer gesundheitsförderlichen Verhaltensweise für Menschen und Planeten zu transformieren (Matthies-Wiesler et al., 2021). Der beruflichen Aus- und Weiterbildung aller Gesundheitsberufe kommen hierbei zentrale Schlüsselrollen in der (Um-) Gestaltung von Arbeits- und Lebenswelt zu, vor allem wenn an einer nachhaltigen Entwicklung auf allen Ebenen des Gesundheitswesens festgehalten wird (Wabnitz et al., 2023).

Aktuell bleibt die empfohlene umfassende Implementierung von Planetary Health, Nachhaltigkeit und BBNE in der beruflichen Bildung in Rahmenplänen und Curricula der Pflege weitestgehend unberücksichtigt (Matthies-Wiesler et al., 2021). Es zeigt sich ein curricularer Handlungsbedarf, um die Lernenden als Schlüsselfiguren (Changemaker, s. Abschn. 4.2) von Planetary Health und Nachhaltigkeit auszubilden (Wabnitz et al., 2021).

Die Rahmenlehrpläne der Fachkommission nach § 53 des Pflegeberufegesetzes inkludieren das Konzept von Planetary Health, Nachhaltigkeit und BBNE nicht flächendeckend, dafür aber die beiden Dimensionen der Nachhaltigkeit

---

[2] Dieser Abschnitt ist eine Zusammenfassung des folgenden Buchbeitrags: Seidel, L., Sting, A.-L., & Bonse-Rohmann, M. (2023). Nachhaltigkeit und Gesundheit in der beruflichen und akademischen Bildung der Gesundheits- und Pflegeberufe. In: S. Hartung, & P. Wihofszky (Hrsg.), Gesundheit und Nachhaltigkeit (S. 429–438). Springer Reference Pflege – Therapie – Gesundheit. Springer. https://doi.org/10.1007/978-3-662-64954-1_35-1.

Ökologie und Ökonomie in den Gesundheitseinrichtungen (BIBB, 2020). Die Kompetenz „[die Auszubildenden] sind aufmerksam für die Ökologie in den Gesundheitseinrichtungen, verfügen über grundlegendes Wissen zu Konzepten und Leitlinien für eine ökonomische und ökologische Gestaltung der Einrichtung und gehen mit materiellen und personellen Ressourcen ökonomisch und ökologisch nachhaltig um" (BIBB, 2020, S. 49; S. 70; S. 129) legt zumindest einen Grundstein für die Implementierung von ökologischer und ökonomischer Nachhaltigkeit in die Pflegeausbildung. Wenngleich nicht davon auszugehen ist, dass durch diese Ausführungen die Konzepte von Planetary Health und BBNE Beachtung finden. Überdies werden Inhalte der gesundheitsförderlichen Gesamtpolitik und der Klimapolitik beschrieben (BIBB, 2020). Aufgegriffen wird die Thematik der Klimapolitik in der curricularen Einheit 04 im Kontext „weitere Inhalte/ Wissensgrundlage" mit einem didaktischen Kommentar, der (lediglich) eine Empfehlung für ein Projekt zu besagtem Thema (u. a. auch für Klimapolitik) innerhalb dieser Einheit formuliert (BIBB, 2020).

Bei der Auseinandersetzung mit Planetary Health, Nachhaltigkeit und BBNE in der beruflichen Bildung ist nicht nur die ökologische und ökonomische Dimension beachtenswert, auch die soziale Dimension der Nachhaltigkeit spielt eine immanente Rolle. Die soziale Nachhaltigkeit setzt sich neben der kulturellen Vielfalt und Gerechtigkeit auch mit Wohlbefinden und Grundbedürfnissen des Menschen auseinander. Daher wird auch die Gesundheit und Gesundheitsförderung der Auszubildenden sowie die Gesundheit und Gesundheitsförderung des (beruflichen) Umfelds in den Blick genommen. Der Bezug zu den personellen Ressourcen (bspw. krankheitsbedingte Ausfälle) und der langfristigen Gesundheit von Beschäftigten liegt nahe. Daher muss dieser Themenbereich auch aus einem ökonomischen Blickwinkel betrachtet werden (Wieteck, 2018). In den Rahmenplänen der Pflege ist die eigene Gesundheitsförderung – das Schlagwort Nachhaltigkeit wird in diesem Kontext nicht verwendet – nur stellenweise explizit genannt und ausgeführt (BIBB, 2020). Die Fachkommission nach § 53 des Pflegeberufegesetzes empfiehlt in der curricularen Einheit 04 „Gesundheit fördern und präventiv handeln", neben der Gesundheitsförderung in der Gesellschaft auch die Belastungen und gesundheitlichen Gefährdungen durch die Arbeit in einem Pflegeberuf zu thematisieren (BIBB, 2020). Konkret wird das eigene Gesundheitsverhalten reflektiert sowie Konsequenzen und Methoden für ein gesundheitsbezogenes Verhalten im pflegerischen Handeln abgeleitet (BIBB, 2020). Zu den Rahmenlehrplänen der Fachkommission nach § 53 des Pflegeberufegesetzes ist zu betonen, dass diese eine empfehlende und orientierende Funktion haben, also nicht bindend sind (BIBB, 2020).

Insgesamt sind die Pflegeberufe und folglich ebenso die Auszubildenden durch die berufspraktischen Anforderungen zunehmend höheren physischen und psychischen Belastungen ausgesetzt (Schmucker, 2020). Durch diese berufsbedingten Anforderungen stehen die ökonomische (arbeitsbedingte Ausfälle, frühzeitiger Berufsausstieg, Absicht, den Beruf zu verlassen) und die soziale Dimension (eigenes Wohlbefinden, eigene Gesundheit, angemessene Arbeitsbedingungen) in einer Wechselwirkung, die einer nachhaltigen und gesunden Transformation des Systems im Weg steht (Wieteck, 2018). Um eine nachhaltige und gesunde Transformation anstoßen und in das berufliche Handlungsfeld implementieren zu können, sollte die Ausstattung mit Gestaltungskompetenz unter Bezugnahme auf alle Dimensionen von Nachhaltigkeit und BBNE der beruflichen Ausbildung immanent sein.

Die vorangegangenen Ausführungen unterstreichen, dass eine Integration der genannten Aspekte in Deutschland bisher nicht systematisch und flächendeckend erfolgt ist und Handlungsbedarf hinsichtlich der Integration von Planetary Health, Nachhaltigkeit und BBNE in die Rahmenlehrpläne und Curricula besteht. Es scheint, als sei zum aktuellen Zeitpunkt die Sensibilisierung und Integration dieser drei Themen stark von Lehrinitiativen und Modellprojekten an einzelnen Standorten abhängig (Matthies-Wiesler et al., 2021; Wabnitz et al., 2021).

Die Rahmenpläne der Pflegeausbildung bieten jedoch curriculare Anknüpfungspunkte, um Planetary Health, Nachhaltigkeit und BBNE methodenvielfältig zu implementieren. Die Integration von Gestaltungskompetenz und Methoden nachhaltigen Lernens in die berufliche Bildung verlangt innovative Lehr-Lernansätze. Von besonderer Bedeutung ist es, Planetary Health und Nachhaltigkeit erlebbar zu machen, Auszubildende und Lehrende als handelnde Subjekte zu verstehen und eine erkennbare Verbindung zu deren (veränderbaren) Lebenssituation herzustellen. Bei der Umsetzung ist konkreter Ausgangspunkt die reale Handlungssituation. Die Gestaltung der Lerneinheiten orientiert sich an der beruflichen Handlung, die Leitidee der nachhaltigen Entwicklung fügt sich darin ein (Kuhlmeier & Vollmer, 2018). Sinnvoll für die Verknüpfung von Theorie und Praxis und die Einbettung von Planetary Health, Nachhaltigkeit und BBNE erscheinen insbesondere die Methoden Projektarbeit und Exkursion (Bonse-Rohmann & Wittland, 2023; Martini-Ohnesorg & Wittland, 2023). Diese fördern nicht nur die Nachhaltigkeit im eigentlichen Sinn, sondern bieten auch die lohnenswerte Perspektive eines nachhaltigen, also dauerhaften und erinnerungsstabilen Lernens.

Ein Transfer der dadurch erworbenen Kompetenzen in das berufliche Handlungsfeld ist der nächste logische Schritt, um die Kompetenzen und erlernten

Methoden anzuwenden. Die Generation der aktuellen Pflegeauszubildenden fungiert somit als Multiplikator:innen bzw. Changemaker für Planetary Health und Nachhaltigkeit von morgen. Dies ist als Herausforderung und Aufgabe für die Bildungseinrichtungen und berufliche Praxis in Betrieben des Gesundheitswesens zu verstehen; zugleich ist die flächendeckende curriculare Implementierung von Planetary Health, Nachhaltigkeit und BBNE anzustreben.

4.3   Transformatives Lernen in der akademischen Pflegebildung[3]

Um für Themen von Planetary Health zu sensibilisieren, bietet sich der Ansatz des transformativen Lernens an. Diesem liegt das Konzept der Changemaker zugrunde. Changemaker sind Multiplikator:innen oder Rollenvorbilder, die Neuerungen in der Gesellschaft verbreiten, Veränderungen anstoßen und zu Transformationsprozessen beitragen. Am Beispiel eines Moduls gelang es, Planetary Health mit gesundheitswissenschaftlichen Themen im Master-Studiengang Pflegewissenschaft an der Hochschule Esslingen zu verbinden. Die Gesundheitswissenschaften sind eine zentrale Bezugsdisziplin für den Master Pflegewissenschaft. Der thematische Schwerpunkt des Moduls, das um das Thema Planetary Health erweitert wurde, liegt auf den Ansätzen der Prävention und Gesundheitsförderung in der Pflege. Das Modul baut auf gesundheitswissenschaftlichem Grundlagenwissen auf, das in der generalistischen Ausbildung als Pflegefachperson angebahnt und im Bachelor-Studium vertieft wird. Hierzu gehören Modelle von Gesundheit und Krankheit sowie die Grundideen und Konzepte von Prävention und Gesundheitsförderung (Wihofszky, 2023). In diesem Modul erwerben die Master-Studierenden die Kompetenzen, um in der Rolle als zukünftige Führungspersonen die Arbeitsbedingungen in der Pflege gestalten und gesundheitsfördernd beeinflussen zu können.

Der didaktische Ansatz des Moduls ist anwendungsorientiert und folgt einer partizipativen Wertehaltung, die für die Praxis der Gesundheitsförderung zentral ist (Bethmann et al., 2021). Mit einer partizipativen Haltung ist gemeint, Menschen in Entscheidungen und die damit verbundenen Prozesse einzubeziehen. Die Lernziele und Kompetenzerwartungen in diesem Modul sind erweitert

---

[3] Dieser Abschnitt ist eine Zusammenfassung des folgenden Buchbeitrags: Wihofszky, P., & Huss, N. (2024). Changemaker für die Ziele Planetarer Gesundheit: Transformatives Lernen in der akademischen Pflegebildung. In S. Hartung, & P. Wihofszky (Hrsg.), Gesundheit und Nachhaltigkeit (S. 475–483). Springer. https://doi.org/10.1007/978-3-662-64954-1_38-1.

worden. Ergänzend lernen die Studierenden, präventive und gesundheitsfördernde Maßnahmen in Settings nicht nur an den bekannten gesundheitlichen Bedarfen und Rahmenbedingungen in der Pflege zu orientieren, sondern auch klimasensibel auszurichten und zu reflektieren (Jochem & Reismann, 2022). Das Modul umfasst 15 Wochen mit einem Arbeitsaufwand von insgesamt 125 h für die Studierenden. Darin enthalten sind Kontaktzeit im Umfang von 3 Semesterwochenstunden, Selbststudium, Prüfungsvorbereitung und Prüfung.

Transformatives Lernen wird den teilnehmenden Studierenden in der Bearbeitung eines fiktiven Szenarios ermöglicht. Die Szenario-Arbeit orientiert sich als transformatives Lernangebot an der Fallarbeit, die als Methode zur Vermittlung von Nachhaltigkeitskompetenzen in der Hochschulbildung eingesetzt wird (Braßler, 2018). Darüber hinaus fließen humanistische Bildungsprinzipien ein, die Lernende darin unterstützen, rationales Denken, Autonomie, Kreativität und ein Interesse an der Menschheit zu entwickeln sowie Teamarbeit, Kritikfähigkeit und Problemlösungskompetenzen zu lernen und zu üben (Chen & Schmidtke, 2017). In diesem Modul sollen Studierende durch die Arbeit an einem fiktiven Szenario eines kommunalen Krankenhauses (siehe Kasten) Kompetenzen erwerben und einüben, wie sie als zukünftige Führungspersonen im Gesundheitswesen für die Verbesserung von nachhaltigen und gesundheitsfördernden Arbeitsbedingungen eintreten können. Die Arbeit mit einem Szenario ermöglicht es den Studierenden, die Realität der Praxis und die damit verbundenen potenziellen Chancen und Risiken kennenzulernen und zu reflektieren (Álvarez-Nieto et al., 2022; Aronsson et al., 2020).

▶   **Beispiel für ein fiktives Szenario**
    Die Leitung eines kommunalen Krankenhauses muss handeln, da sich ein sehr hoher Krankenstand zeigt und die Fluktuation des Pflegepersonals hoch ist. Eine Umfrage des Betrieblichen Gesundheitsmanagements (BGM) zeigt eine niedrige Arbeitszufriedenheit insbesondere in der Pflege. Die Teams sind heterogen (Alter, Herkunft und Ausbildung). Inter- und intraprofessionelle Konflikte in den Teams nehmen zu. Die Anmeldezahlen an der angegliederten Pflegefachschule sind rückläufig. Die Lage und die Bauweise des Krankenhauses erschweren die Arbeitsbedingungen (stickige Räume, Verkehrslärm, Raumtemperatur kühlt in Sommermonaten nicht ab). Durch die Erweiterung des Gebäudes fiel eine Grünanlage weg, die von den Patient:innen und Beschäftigten zur Regeneration genutzt wurde. Die Beschwerden über die Qualität des Essens häufen sich. Die Krankenhausleitung hat eine Steuerungsgruppe eingerichtet.

Die Studierenden werden in dieser Phase des Moduls in das fiktive Szenario eingeführt. Sie wählen eine Perspektive, aus der sie das Szenario bearbeiten wollen:

- Krankenhausleitung
- Betriebliches Gesundheitsmanagement
- Abteilung des/der Nachhaltigkeitsbeauftragten
- Leitung der Pflegefachschule
- Vertreter:innen der Berufsgruppe der Pflegefachpersonen

Die Auswahl wird durch unterschiedliche Motive beeinflusst. Manche der Studierenden wählen eine Perspektive, die ihrem bisherigen Fachwissen entspricht, z. B. Studierende mit einem Bachelor in Pflegemanagement entscheiden sich für die Krankenhausleitung oder Studierende der Pflegepädagogik für die Pflegefachschule. Andere wiederum wählen eine Rolle, die für sie neu ist. Diese Mischung ermöglicht es den Studierenden, sich kreativ mit „echten Problemen" und Fragen in der Praxis auseinanderzusetzen.

Jede Kleingruppe erhält dasselbe Szenario und den gemeinsamen Arbeitsauftrag, die Situation im Krankenhaus aus der von ihr gewählten Perspektive zu analysieren und Vorschläge zu entwickeln, die die gesundheitlichen (Arbeits-)Bedingungen auch unter Aspekten der Nachhaltigkeit verbessern. Spezifische Unterschiede im Arbeitsauftrag ergeben sich durch die Perspektiven und die damit verbundenen Rollen, die von den Studierenden eingenommen werden. Diesen Besonderheiten wird teilweise Rechnung getragen, indem im Arbeitsauftrag z. B. darauf hingewiesen wird, dass die Krankenhausleitung bislang nur wenig über nachhaltige Ansätze informiert ist oder die Pflegefachpersonen vor allem personelle Engpässe im Krankenhaus im Blick haben.

Die Kleingruppen arbeiten während der Phase der Szenario-Arbeit unabhängig voneinander, werden aber durch die Lehrenden angeleitet und begleitet. Das Ziel ist es, beim ersten Zusammentreffen der einberufenen Steuerungsgruppe die Sichtweisen, Ergebnisse und Lösungsvorschläge in der jeweiligen Rolle darzustellen, sich der Diskussion mit den anderen Gruppen zu stellen und dabei zu lernen, überzeugend zu argumentieren, aber auch einen Konsens zu schaffen. Die Sitzung der Steuerungsgruppe bildet den Abschluss des Moduls und wird als Prüfungsleistung bewertet.

Als Prüfungsleistung trägt jede Kleingruppe (ca. 4 bis 6 Studierende) in einer 30-minütigen Präsentation ihre Analyse und ihre Lösungsvorschläge aus ihrer jeweiligen Perspektive in der Gesamtgruppe vor. Den formellen Rahmen bildet die Sitzung der Steuerungsgruppe, zu der die Krankenhausleitung das Betriebliche Gesundheitsmanagement, das Büro der:des Nachhaltigkeitsbeauftragten, die Leitung der Pflegefachschule und die Vertreter:innen der Pflegefachpersonen eingeladen hat. Nach jeder Präsentation sind 15 min für eine Diskussion vorgesehen, die von der präsentierenden Gruppe moderiert wird. Die Herausforderung besteht darin, dass alle Beteiligten während des gesamten diskursiven Prozesses in ihren Rollen bleiben. Erst im Anschluss an die Diskussion wird den Studierenden der präsentierenden Kleingruppe der Raum gegeben, ihre Rolle zu verlassen und ihre Erfahrungen der Gesamtgruppe zu berichten und zu reflektieren. Durch die Reflexion können die Studierenden ihre Lernerfahrungen vertiefen und sich dazu äußern, was sie als positiv, aber auch als schwierig während des diskursiven Prozesses erlebt haben. Studien belegen, dass Lernende gerade dem Reflektieren in Lehr-Lern-Angeboten zu Planetary Health eine hohe Bedeutung beimessen (Dambre et al., 2022).

Bislang haben drei Studierendengruppen des Masters Pflegewissenschaft das Modul in den Sommersemestern 2021, 2022 und 2023 durchlaufen. Zusätzlich zur Reflexion, die mündlich innerhalb des Moduls stattfindet, wurden die teilnehmenden Studierenden des initialen Durchgangs um ein schriftliches Feedback gebeten. Das Feedback der Studierenden, das im Rahmen des zugrunde liegenden Buchbeitrags (s. Fußnote 3) ausführlich erläutert wird, zeigt bei diesen einen hohen Lern- und Kompetenzgewinn. Der Ansatz ermöglichte den Studierenden, eine aktive Rolle als Lernende einzunehmen und sich als selbstwirksam zu erleben, sich in bekannte und neue Perspektiven einzudenken und Probleme im Rollenspiel inter- und intraprofessionell zu beleuchten und nach Lösungen zu suchen. Retrospektiv werteten die Studierenden das Modul als wichtigen Impuls für ihre berufliche und persönliche Entwicklung, z. B. indem sie sich zukünftig für Nachhaltigkeit und Gesundheitsförderung in ihrem Arbeitsumfeld starkmachen oder eigene Konsummuster hinterfragen.

Zukünftige Forschungen sollten den Fragen nachgehen, wie sich die im Studium erfahrenen Anstöße in der späteren Berufstätigkeit auswirken, potenzielle Changemaker weiter gefördert werden können und sich transformative Prozesse in den Settings der Pflege entwickeln. Wesentlich wird dabei sein, wie angesichts der globalen Lage Hoffnung geschaffen werden kann – ein wichtiger Ansatzpunkt von Planetary Health, den es noch weiter zu untersuchen gilt (Ratinen & Uusiautti, 2020).

4.4 Vermittlung nachhaltigkeitsorientierter Kompetenzen in der hochschulischen Pflegeausbildung[4]

Wie bereits in Abschn. 4.2 beschrieben, liegen die Themen Planetary Health, Klimawandel und Nachhaltigkeit nur in Ansätzen in den Curricula der Ausbildung zur Pflegefachperson vor. Auch auf Hochschulniveau haben diese Themen lediglich punktuell ihren Weg in die Curricula pflegewissenschaftlicher Studiengänge gefunden. Die Hochschulen sind gefordert, auf Bachelor- und Masterebene innovative Lehr-Lernkonzepte für ein evidenzbasiertes nachhaltiges Pflegehandeln zu entwickeln. Aufgrund des Themas, der gesellschaftlichen Relevanz von Pflege und des Fehlens von Referenzmodellen kommt der Gestaltung dieses Entwicklungsprozesses besondere Bedeutung zu. Von besonderem Interesse ist hier das im vorangegangenen Kapitel beschriebene transformative Lernen, um die Studierenden als Changemaker auf den Zusammenhang zwischen Planetary Health, Klimakrise und der eigenen beruflichen Rolle aufmerksam zu machen.

Hier setzt das Projekt „Planetary Health and Nursing" der Hochschule Bielefeld und des dortigen Instituts für Bildungs- und Versorgungsforschung im Gesundheitsbereich (InBVG) an. Gefördert durch die Stiftung Innovation in der Hochschullehre zielt das Projekt darauf ab, Studierende in Pflegestudiengängen für Themen von Planetary Health zu sensibilisieren, sie anzuregen, ein Bewusstsein für die Herausforderungen des Klimawandels zu entwickeln und ihre eigene Rolle zu reflektieren, und sie auf die künftigen Anforderungen der Pflegepraxis vorzubereiten. Dazu wurden im Rahmen des Projektes vier Lehr-Lerneinheiten (LLE) für Pflegestudiengänge auf Bachelor- und Masterebene entwickelt. Die Darstellung dieses Entwicklungsprozesses steht im Mittelpunkt der nachfolgenden Ausführungen.

Das Vorgehen in der zwölfmonatigen Projektlaufzeit lässt sich in drei Phasen gliedern. Nach einer Konzipierungsphase der LLE erfolgte im Sommersemester 2023 die Erprobungsphase in den pflegebezogenen Bachelor- und Masterstudiengängen der Hochschule Bielefeld. Daran schloss sich eine Reflexions- und Evaluationsphase an, anschließend wurden die entwickelten Materialien als digitale Open Educational Resources (OER) zur Verfügung gestellt.

---

[4] Dieser Abschnitt ist eine Zusammenfassung des Buchbeitrags: Büker, C., Latteck, Ä.-D., & Ilskens, K. (2023). Planetary Health and Nursing – ein Lehrprojekt und seine Implikationen für die Pflegewissenschaft. In S. Hartung & P. Wihofszky (Hrsg.), *Gesundheit und Nachhaltigkeit* (S. 485–501). Springer. https://doi.org/10.1007/978-3-662-64954-1_53-1.

In alle Phasen waren die Studierenden partizipativ eingebunden. Bereits in der Anfangsphase wurden in Workshops das Vorwissen und die Einstellungen der Studierenden zum Thema Klimakrise und Gesundheit erfasst und ihr Interesse am Thema beleuchtet. Auch bei der anschließenden Konzipierung der LLE und späteren Evaluation waren ihre Wünsche, Ideen und Rückmeldungen zu den konkreten Inhalten, der methodischen Ausgestaltung und der Optimierung handlungsleitend.

Ergänzend zu den Studierendenworkshops wurden die inhaltlichen Schwerpunkte und die erforderlichen Kompetenzen für Pflegestudierende über eine systematische Literaturrecherche ermittelt. Insgesamt wurden vier inhaltliche Themenschwerpunkte festgelegt:

- Effekte des Klimawandels auf die Gesundheit
- Ressourcenknappheit im Gesundheitswesen
- Nachhaltigkeit im Gesundheitswesen
- Rolle der Pflege in Bezug auf den Klimawandel

Um die relevanten Kompetenzen von Pflegestudierenden zu bestimmen, wurde die „Climate & Health Key Competencies for Health Professions Students" des Global Consortium on Climate and Health Education (GCCHE)" (2020) für die Entwicklung der LLE ausgewählt. Die vier thematischen Schwerpunkte sowie die GCCHE-Kompetenzdomänen wurden ausgewählten Expert:innen aus dem Bereich Klimawandel und Pflege im Rahmen von Einzelinterviews und Workshops zur Diskussion und Adaption vorgelegt (Misoch, 2019). Das Modell wurde pflegespezifisch angepasst und zum „Erweiterten Modell planetarer Gesundheitskompetenz für Pflegestudierende" erweitert.

Als Richtlinie für die Entwicklung und Planung der LLE diente der Qualifikationsrahmen für deutsche Hochschulabschlüsse (HQR) aus 2017 (Kultusministerkonferenz, 2017). Die LLE für die Bachelor-Studierenden fokussieren grundlegende Kenntnisse und Fähigkeiten zum Thema Planetary Health and Nursing und zielen auf ein breites Verständnis dieses Themas ab, während die LLE für die Master-Studierenden eine tiefergehende und komplexere Auseinandersetzung mit beiden Themen anstreben.

Die didaktische Konzeptionierung der LLE basiert auf konstruktivistischen und ermöglichungsdidaktischen Ansätzen (Arnold & Schüßler, 2020; Erpenbeck et al., 2015). Lernen wird in diesem Kontext als Aneignungsprozess verstanden, in dem den Lernenden all das zur Verfügung gestellt wird, das sie benötigen, um „ihre Lernprozesse problemorientiert und selbstorganisiert gestalten können" (Erpenbeck et al., 2015, S. 1).

Für die LLE wurde ein Blended Learning-Format im Sinne eines Flipped-Classroom gewählt (s. u. a. Erpenbeck et al., 2015). So besteht eine LLE aus einer vorbereitenden Selbstlernphase, in der u. a. eine theoretische und material-geleitete Auseinandersetzung mit dem Thema erfolgt. Anschließend folgt eine Präsenzphase, die dem Austausch, der Diskussion und Erarbeitung kreativer Handlungsideen dient. Abschließend können die Lernenden in einer nachgeschalteten digital gestützten Selbstlernphase ihr neu erworbenes Wissen in fallbasierten Aufgaben vertiefen und mit Self-Assessments überprüfen.

Die Inhalte und Learning-Outcomes der vier entwickelten LLE gestalteten sich wie folgt:

Gesundheitliche Auswirkungen des Klimawandels
Diese LLE fokussiert den Versorgungsaspekt der Pflegearbeit. Die Lernenden setzen sich mit gesundheitlichen Auswirkungen des Klimawandels auseinander, wie Atem-wegserkrankungen durch erhöhte Luftverschmutzung oder vermehrte körperliche Belastungsreaktionen auf Hitzewellen, und leiten Konsequenzen für ihr berufliches Handeln ab.

Umgang mit klimaabhängigen Ressourcen im Pflegealltag
In dieser LLE beschäftigen sich die Lernenden mit dem Ressourcenverbrauch im Pflegealltag. Sie identifizieren solche Ressourcen, die in Wechselwirkung mit kli-matischen Veränderungen stehen können, z. B. Wasser, Energie oder Lebensmittel. Es soll überlegt werden, wie der Umgang mit diesen Ressourcen das Klima beein-flussen kann und welche Konsequenzen eine Knappheit der Ressourcen mit sich bringen könnte.

Klimasensibles und nachhaltiges Handeln
Hier steht das ökologisch nachhaltige Handeln im Berufsalltag der Pflege im Vor-dergrund. Die Lernenden beschäftigen sich mit Folgen des Klimawandels für ihr berufliches Handeln und entwickeln erste Ideen zu einem nachhaltigen Umgang mit Ressourcen.

Rolle der Pflege in Bezug auf den Klimawandel
In dieser LLE setzen sich die Lernenden mit der Mitverantwortung der Pflege für den Schutz der Umwelt und die Bewältigung der klimabedingten Herausforderun-gen auseinander. Sie erwerben das Rüstzeug für die Entwicklung und Umsetzung wissenschaftsbasierter pflegerischer Handlungskonzepte für Planetary Health im Rahmen von Praxisprojekten.

Alle entwickelten Materialien stehen über das Landesportal ORCA.nrw als Open Educational Resources (OER) barrierefrei zur Verfügung. Damit können auch andere Hochschulen mit pflegebezogenen Studiengängen von den Projektergebnissen profitieren und werden im besten Fall zur weiteren Beschäftigung mit der Thematik und der Entwicklung eigener Lehr-Lerninhalte zu Planetary Health angeregt.

Das Projekt Planetary Health and Nursing versteht sich als Impuls zur Auseinandersetzung mit der pflegewissenschaftlichen Bedeutung des Themas Nachhaltigkeit. Es greift den bestehenden Mangel an Bildungsmaterialien und deren Integration in die Curricula von pflegebezogenen Studiengängen auf. Grundsätzlich bedarf es der Bewusstseinsschaffung und -schärfung für die Relevanz des Themas im Gesundheitsbereich und speziell in der Pflege. Dazu ist eine gründliche Auseinandersetzung auf theoretischer Ebene zu führen, die sich u. a. mit der Analyse der Rolle von Pflege in Bezug auf Nachhaltigkeit und Klimawandel, mit der Entwicklung eines fachspezifischen Wissensfundus, mit bestehenden Konzepten sowie mit der Entwicklung eigener Konzepte und dem Praxis-Transfer beschäftigt. Nicht zuletzt bedarf es pflegebezogener Forschungsaktivitäten und der Zusammenarbeit mit anderen Disziplinen und Gesundheitsberufen.

4.5 Transformation und Nachhaltigkeit auf verschiedenen Prozessebenen der Pflegepraxis[5]

Der Großteil des ökologischen Fußabdrucks des Gesundheitswesens ist auf Emissionen zurückzuführen, die aus der Lieferkette stammen (Karliner et al., 2019). Durch die Herstellung und den Import von Materialien entstehen Emissionen, die teilweise fernab von den Einrichtungen des Gesundheitssektors ausgestoßen werden. Zudem liegen die Produktionsstätten der Materialien u. a. in Ländern, die ihrerseits anfällig für die Auswirkungen des Klimawandels sind oder von sozialen Unruhen und sozialen und ethischen Missständen, wie Kinder- und Zwangsarbeit, geprägt sind (Trueba et al., 2021). Im Sinne der Nachhaltigkeit ist also nicht nur das Ausmaß der von einem Produkt verursachten Emissionen zu berücksichtigen, sondern die gesamten ökologischen, sozialen und wirtschaftlichen Auswirkungen.

---

[5] Dieser Abschnitt ist eine Zusammenfassung des Buchbeitrags: Huss, N., & Weinheimer, M. (2023). Nachhaltige Arbeitsweisen in der Pflege – Pflegeprozesse neu denken und Konsum reduzieren. In S. Hartung, & P. Wihofszky (Hrsg.), *Gesundheit und Nachhaltigkeit* (S. 361–369). Springer. https://doi.org/10.1007/978-3-662-64954-1_29-1.

Einwegprodukte aus Kunststoff, wie sie in allen Institutionen des Gesundheitswesens verwendet werden, haben einen besonders prägenden Einfluss auf die Umwelt, da sie oftmals nicht recycelt werden und sogar als Plastikmüll in den Ozeanen landen können. Die Verwendung dieser Einwegprodukte hat verschiedene Gründe. Den Patient:innen vermitteln Einwegprodukte ein Gefühl von Hygiene (Hodges, 2017). Für Gesundheitsinstitutionen bedeuten Einwegprodukte oftmals geringere Kosten und einen sicheren Weg, den Hygienevorschriften zu entsprechen (Hodges, 2017).

Die Herstellung von Plastikprodukten benötigt jedoch fossile Brennstoffe, eine endliche Ressource. (Huss & Weinheimer, 2021). Sowohl die Rohstoffgewinnung als auch die Verarbeitung bis zum fertigen Produkt haben hohe Treibhausgasemissionen zur Folge und können entlang der Produktionskette gefährliche, teilweise ethisch fragwürdige Arbeitsbedingungen bedeuten (Cabernard et al., 2022; Trueba et al., 2021). Hinzu kommen Emissionen entlang der Vertriebswege mit wiederum schwierigen Arbeitsbedingungen, bspw. für Berufskraftfahrer (Crizzle et al., 2020).

Auch Alternativen zum Plastik wie Edelstahl oder Glas haben ökologische, soziale und ökonomische Vor- und Nachteile (Huss & Weinheimer 2021). Daher muss ein grundsätzliches Umdenken stattfinden, wie wir Ressourcen und Materialien im Gesundheitswesen verbrauchen. Hierzu müssen Prozesse auf verschiedenen Ebenen einer Einrichtung angestoßen werden. Wie dies gelingen kann, hat eine Gruppe Studierender der Hochschule Esslingen (Projektgruppe Bachelor Pflegemanagement/Pflegewissenschaft 2021/2022) im Auftrag eines Krankenhauses in Deutschland mit ca. 600 Betten analysiert. Aufbauend auf den Ergebnissen der Analyse hat die Gruppe versucht, auf die Praxis angepasste Lösungen am Beispiel des Einweg-Medikamentenbechers zu finden.

Die Pflegenden wurden zunächst befragt, welchen Zweck die Einweg-Medikamentenbecher erfüllen und in welche Prozesse und Abläufe sie im Klinikalltag integriert sind.

Die Medikamentenbecher tragen einen wichtigen Teil zur Patient:innensicherheit im Medikamentenmanagement bei. Während orientierte Patient:innen ihre tägliche Medikation mithilfe eines wiederverwendbaren Schiebers selbstständig einnehmen, erhalten desorientierte Patient:innen ihre Medikamente in einzelnen Gaben, verpackt in einem Einwegbecher. So wird sichergestellt, dass sie nicht versehentlich ihre Tagesdosis auf einmal einnehmen. Medikamente in Form von Tropfen oder Säften werden allen Patient:innen in Einwegbechern verabreicht, verschlossen mit einem Einwegplastikdeckel. Die Becher werden auch verwendet, wenn ein:e Patient:in zusätzliche Medikamente benötigt. Hier wird die entsprechende Tablette aus der Blisterpackung in den

Becher umgepackt und an den:die Patient:in abgegeben. Die Becher dienen zudem bspw. zur Aufbewahrung von Cremes oder Ohrstöpseln. Der Verbrauch von Einweg-Medikamentenbechern auf einer Pflegestation schwankt zwischen 3 und 11 Bechern pro Patient:in und Tag.

Aufgrund dieser Datenlage erarbeiteten die Studierenden Vorschläge, um den Konsum an Einweg-Medikamentenbechern nachhaltig und kostenneutral zu reduzieren, ohne auf Alternativprodukte zurückgreifen zu müssen. Gleichzeitig sollten die Lösungsansätze praxisorientiert sein, die Sicherheit der Patient:innen gewährleisten und ohne Mehraufwand für die Pflegenden umgesetzt werden können. Die Studierenden haben erkannt, dass für ein nachhaltiges Umdenken ein Veränderungsprozess auf allen Ebenen stattfinden muss.

Dieses Umdenken sollte auf der Managementebene beginnen. Ratsam ist die Einrichtung einer Stabstelle Klimamanagement, deren Aufgabenfeld u. a. wäre, die Lieferkette einer Klinik nachhaltiger zu gestalten (Loy, 2019). Anhaltspunkte für die Gestaltung liefert z. B. die Organisation Health Care Without Harm. Jedes Produkt sollte darauf geprüft werden, „woraus es besteht, wo es hergestellt wird, wer [es] herstellt, wer durch die Produktion beeinträchtigt wird, wie es entsorgt wird und ob es überhaupt hergestellt und genutzt werden muss" (Practice Green Health et al., o. J.). Seit 2024 ist die Anpassung und Kontrolle der Lieferkette mit dem Lieferkettengesetz auch gesetzlich verpflichtend (Bundesministerium für Arbeit und Soziales, 2024). Deutlich wird in diesem Gesetz, dass eine nachhaltige Lieferkette nicht nur die Emissionen begrenzt, sondern auch die soziale und ökonomische Dimension von Nachhaltigkeit in den Blick nimmt.

Um eine gute Akzeptanz für Veränderungen zu schaffen, sind die Pflegenden für die Thematik zu sensibilisieren. Es sollte vor allem Transparenz über den Einwegartikel-Konsum geschaffen werden. Vorwissen über Nachhaltigkeit gab es auf der beforschten Station bereits durch Projekte in der Vergangenheit, aber die Zahlen zu den Einwegbechern wurden nie an das Pflegeteam weitergegeben. Eine Bekanntgabe der Zahlen sollte fortan fester Bestandteil der regelmäßig stattfindenden Teambesprechungen sein. Diese Transparenz könnte die Nutzung aus Tradition und Gewohnheit durchbrechen und die Pflegenden ihre Arbeitsweisen überdenken lassen (Otto et al., 2020).

Eine weitere Prozessänderung wäre der Einbau von abschließbaren Medikamentenfächern in Pflegewagen für die Ausgabe von Medikamenten bei Bedarf. Die Pflegewagen werden von den Pflegekräften als mobile Aufbewahrungsmöglichkeit für die benötigten Pflegehilfsmittel im Patientenzimmer genutzt. Hätten Pflegekräfte die Standardmedikamente in ihren Pflegewagen dabei, könnten die Patient:innen ihre Medikamente ohne Becher direkt einnehmen. Für Flüssigmedikamente, Pulver oder Brausetabletten könnten Gläser oder Becher verwendet werden, in denen die Medikamente auch gleich aufgelöst werden können. Ob dies möglich ist, muss mit den Apotheken- und Hygienefachkräften der jeweiligen Gesundheitseinrichtung besprochen werden, da frühere Studien gezeigt haben, dass aufgrund von Medikamentenrückständen und Infektionsrisiken eine Sterilisation von Bechern erforderlich sein kann (Huss & Weinheimer 2021).

Um die Motivation und Kreativität der Mitarbeitenden weiter zu fördern, sind auch Initiativen möglich. Ein Vorschlag aus dem angesprochenen Projekt ist die Initiative „Kein Plastikbecher am Weltumwelttag". Auf diese Weise können die Mitarbeitenden auf freiwilliger Basis selbst kreativ werden und praxis- und patient:innenorientierte Lösungen finden, um den Gebrauch von Einweg-Medikamentenbechern zu reduzieren. Es handelt sich hierbei um eine kleine, einfach vorzubereitende Aktion, die aber einen großen Effekt erzielen kann. Gerade solch kleine Veränderungen, gepaart mit einem gesteigerten Bewusstsein für Nachhaltigkeit und Plastik, können sogenannte Kippeffekte hervorrufen, die das ganze System Krankenhaus beeinflussen können.

BBNE in der Pflegepraxis

5

5.1 BBNE in der praktischen Ausbildung zur Pflegefachperson

Die oben beschriebenen studentischen Projekte haben gezeigt, dass ein Umdenken auf den verschiedenen Ebenen der Pflegebildung und Pflegepraxis möglich und auch von den Pflegekräften erwünscht ist. Um diese Motivation langfristig in die Pflegepraxis integrieren zu können, sind Bildungsmaßnahmen vonnöten, die bereits in der grundständigen Ausbildung zur Pflegefachperson ansetzen.

Aktuell ist die Entwicklung beruflicher Nachhaltigkeitskompetenzen in den Rahmenlehrplänen (Bundesinstitut für Berufsbildung (BIBB), 2020) nur vereinzelt verankert. Nur an wenigen Stellen im dreijährigen Ausbildungsverlauf finden sich hierzu einschlägige Lerninhalte bzw. konkrete Kompetenzanforderungen. Auch die Empfehlungen für die praktische Ausbildung (Ammende et al., 2023; Dauer & Jürgensen, 2021) weisen Nachhaltigkeit und Planetary Health nicht als zentrale, wiederkehrende Inhalte und Bezugspunkte von Bildungsprozessen am Lernort Praxis aus. So findet sich der Begriff der Nachhaltigkeit an keiner Stelle in den aktuellen Rahmenlehrplänen für die Pflegeberufe (Riedel & Lehmeyer, 2023; Seidel et al., 2023). Bei der Aktualisierung der Rahmenausbildungspläne von November 2023 wurden erstmals Ansätze nachhaltigkeitsbezogener Themen aufgenommen. Explizit werden das Umwelt- und Hitzemanagement als Beispiele für konkrete Anleitungssituationen benannt und die Recherche sowie der kollegiale Diskurs über ökologische Fragen als zentrale Aufgabenstellung angeführt (Ammende et al., 2023). Da Handlungskompetenzen und -performanz insbesondere am Lernort Praxis vermittelt und erfahren werden, müssen Nachhaltigkeitskompetenzen in konkreten Anleitungssituationen entwickelt, gestärkt und gefestigt werden.

Um solche Anleitungssituationen gewährleisten zu können, ist es jedoch nötig, dass Praxisanleitende entsprechend ausgebildet werden. Nach § 4 Abs. 3 Ausbildungs- und Prüfungsverordnung für die Pflegeberufe ist die Befähigung zur Praxisanleiter:in durch eine berufspädagogische Zusatzqualifikation im Umfang von mindestens 300 h und durch kontinuierliche, insbesondere berufspädagogische Fortbildungen im Umfang von mindestens 24 h jährlich gegenüber der zuständigen Behörde nachzuweisen. Da die Themen Nachhaltigkeit und Planetary Health nicht Inhalt der 300-stündigen Qualifizierung der Praxisanleitenden sind (Ammende et al., 2023; DKG, 2022) und folglich BBNE in der Pflegeausbildung am Lernort Praxis bislang noch nicht etabliert ist, ist zunächst eine erweiterte bzw. nachhaltigkeitsspezifische Qualifizierung der Praxisanleitenden erforderlich. Die Fort- und Weiterbildung von Praxisanleitenden stellt damit einen wichtigen Meilenstein für die Entwicklung nachhaltiger beruflicher Handlungskompetenzen in der praktischen Ausbildung zukünftiger Pflegefachpersonen dar. Praxisanleitende sind wichtige Schlüsselpersonen für die zukünftige Einbettung von BBNE und die damit verbundene Kompetenzentwicklung in der Praxis.

5.2 Verbundprojekt Nachhaltiges Handeln in der pflegeberuflichen Bildung: Curriculare Integration von Planetary Health und digitaler Kompetenz (Naht)

Das Bundesministerium für Bildung und Forschung (BMBF) will BBNE in den deutschen Ausbildungsberufen untersuchen und fördern. Es gab bereits mehrere Förderperioden, die das Bundesinstitut für Berufliche Bildung aus Mitteln des BMBF gefördert hat. Auf diesen Förderversuchsmodellen gründet das aktuelle Fördervorhaben Nachhaltig im Beruf – zukunftsorientiert ausbilden (NIB).

Teil dieses Fördervorhabens ist das Projekt Naht, ein Verbundprojekt der Hochschulen Esslingen (koordinierende Hochschule), Hannover und Bielefeld. Ziel ist es, das ausbildende Personal am Lernort Praxis, also Praxisanleitende in der Pflegeausbildung, zu befähigen, das Konzept der Berufsbildung für nachhaltige Entwicklung (BBNE) im Rahmen der Bildungs- und Anleitungsprozesse am Lernort Praxis umzusetzen. Dazu wurde das NahtToolkit entwickelt. Es basiert auf der bestehenden evidenzbasierten Online-Ressource NurSusTOOLKIT („NurSusTOOLKIT Rahmenkonzept für Nachhaltigkeitsbildung und –kompetenz"), einem Pool an Unterrichtsmaterial für den Lernort Schule, der in einem Erasmus + -Projekt entwickelt wurde. Die bestehenden Materialien wurden für die

Qualifizierung des ausbildenden Personals am Lernort Praxis adaptiert und digital
aufbereitet.

5.3 Das NurSusTOOLKIT[1]

Das NurSusTOOLKIT ist ein Rahmenkonzept für Nachhaltigkeitsbildung und –
kompetenz (NBK) und steht als Online-Ressource kostenlos in fünf Sprachen
zur Verfügung (http://nursus.eu). Es basiert auf dem „House of Workability", einem multidimensionalen Arbeitsfähigkeitsmodell des Finnisch Institute of
Occupational Health (Tempel & Ilmarinen, 2015). Die Dimensionen des NBK-
Rahmenkonzeptes können als vier Ebenen eines Hauses dargestellt werden (Huss,
2023): Das Erdgeschoss bilden die Werte und Konzepte der Nachhaltigkeit,
gemeinsam mit der Evidenzbasierung. Diese Basis ging aus Literaturrecherchen,
einem Curriculum Scoping, Ergebnissen einer Delphi-Befragung und der Parti-
zipation von Auszubildenden im Entwicklungsprozess hervor. Im ersten Stock
befindet sich die fachliche Relevanz für die Pflegeprofession. Hier wurden die
Recherche- und Befragungsergebnisse mit bestehenden Kompetenzen und recht-
lichen Grundlagen der Pflegeberufe in den beteiligten Ländern Großbritannien,
Deutschland, Niederlande und Spanien abgestimmt. Im zweiten Stock sind die
erarbeiteten Lehr- und Lerninhalte untergebracht, abgestimmt auf die darunterlie-
genden Etagen. Die Inhalte sind in fünf Bereiche mit 60 Unterthemen gliedert.
Im Dachgeschoss befindet sich die Ausführung, das TOOLKIT, mit konkreten
Hinweisen zur Umsetzung für die Lehrenden: eine Beschreibung der Materialien,
ein Leitfaden für Lehrkräfte, Folien, Notizen, interaktive Aufgaben sowie Refe-
renzen und Ressourcen. Die interaktiven Aufgaben reichen von Quizfragen bis
hin zu szenariobasierten Lernarrangements. Die Ressourcen und Materialien stehen unter der Creative-Commons-Lizenz zur Verfügung. Bei Bedarf können alle
Materialien individuell angepasst werden, ohne das Urheberrecht zu verletzen
(Huss et al., 2021).

Das TOOLKIT umfasst die folgenden Bereiche: (1) grundlegende Konzepte
zu Nachhaltigkeit und Gesundheit, (2) ökologisch nachhaltige Gesundheitsversorgung, (3) Zusammenhänge zwischen Gesundheit und Umwelt, (4) gesunde
(nachhaltige) Gemeinschaften und (5) sozialer und politischer Kontext.

---

[1] Das NurSusTOOLKIT wurde im Verbund mit vier europäischen Universitäten entwickelt
und im Förderprogramm Erasmus + finanziert (Projekt-Nummer 2014–1-UK01- KA203–
001645).

Zusätzlich ist das NBK-Rahmenkonzept externen Triebkräften des Wandels ausgesetzt, die im Modell die Umwelt des Hauses repräsentieren. Diese Triebkräfte des Wandels können von beruflichen und akademischen Entwicklungen, die den NBK-Rahmen im Laufe der Zeit unterstützen und beeinflussen, bis hin zu Risiken oder Hindernissen für die Integration und den Unterricht von NBK-Inhalten im Pflegelehrplan reichen.

In einer Studie von Álvarez-Nieto et al. (2018) wurden die NurSusTOOLKIT-Materialien von Pflege-studierenden, Expert:innen der beteiligten Universitäten sowie klinischen Fachkräften als gut bis sehr gut bewertet. Die Wirksamkeit der Materialien für den Erwerb nachhaltigkeitsbezogener Kompetenzen in der Ausbildung von Pflegestudierenden wurde in einer weiteren Studie gezeigt (Álvarez-García et al., 2019). Auf der Plattform von NurSus sind derzeit über 500 Teilnehmende aus sechzehn Ländern registriert.

5.4   NahtToolkit

Entsprechend dem NBK-Rahmen wurden für die Adaption des NurSusTOOL-KITs die einzelnen Ebenen des „House of Workability" aktualisiert und an den Anforderungen der praktischen Pflegebildung ausgerichtet. So wurde eine erneute Literaturrecherche zur Aktualisierung der Evidenzbasis und der Werte und Konzepte der Nachhaltigkeit durchgeführt, in die auch das Bildungskonzept für eine nachhaltige Pflegebildung nach Shaw et al. (2021) (Kap. 3) einfloss. Aus dieser Recherche und den Inhalten des NurSusTOOLKIT konnten sechs Themenbereiche für die praktische Pflegebildung identifiziert werden:

- Klimakrise und Gesundheit im Kontext der Pflege und Praxisanleitung
- Nachhaltigkeit und Hygiene im pflegerischen Handeln anleiten
- Nachhaltigkeit in pflegerischen Beratungsgesprächen anleiten
- Ressourcenschonendes pflegerisches Handeln anleiten
- Pflegerisches Handeln bei Hitze anleiten
- Pflegerisches Handeln bei klimabedingten Erkrankungen anleiten

Zu diesen Themenbereichen, im NahtToolkit als Module bezeichnet, wurden Inhalte für die Qualifizierung von Praxisanleitenden entwickelt, mit dem Ziel, BBNE in die praktische Pflegeausbildung zu integrieren und nachhaltiges pflegerisches Handeln an Auszubildende weitergeben zu können. Entsprechend der fachlichen Relevanz im NBK-Rahmen wurde für die Module eine Kompetenzzuordnung anhand des Kompetenzmodells in der BBNE vorgenommen: Fach-,

Sozial- und Selbstkompetenz. Außerdem wurde eine curriculare Analyse durchgeführt, um die einzelnen Module im Curriculum für die Weiterbildung zum
Praxisanleitenden der Deutschen Krankenhausgesellschaft verorten zu können.
Für die Ebene der Ausführung im NBK-Rahmen wurde für das NahtToolkit
ein Qualifizierungskonzept entwickelt. Für jedes Modul gibt es ein Strukturmo-
dell, das den Aufbau der jeweiligen Fortbildung oder Weiterbildungslehreinheit
darstellt, eine PowerPoint-Präsentation zur Vermittlung relevanter Inhalte, digitale Elemente, Ressourcen und Aktivitäten und eine Transferphase für den
Theorie-Praxis-Transfer in der Praxisanleitung.

Die Module präsentieren sich inhaltlich wie folgt:

**Grundlagenmodul „Klimakrise und Gesundheit im Kontext der Pflege und
Praxisanleitung"**
Dieses Modul befasst sich mit den Zusammenhängen zwischen Klimakrise, Gesundheit und Pflege und zeigt auf, wie dieses Wissen in der Praxis angewendet werden
kann. Der Schwerpunkt liegt auf den Ursachen und Auswirkungen der Klimakrise, den Folgen für die Gesundheit, dem Beitrag des Gesundheitswesens zur
Bewältigung der Krise und der Rolle der Pflegefachpersonen in diesem Kontext.

**Vertiefungsmodul „Nachhaltigkeit und Hygiene im pflegerischen Handeln
anleiten"**
Dieses Modul zeigt, dass Nachhaltigkeit und Hygiene miteinander vereinbar sind.
Anhand konkreter Pflegehandlungen, wie z. B. dem reflektierten Umgang mit
Einmalhandschuhen, wird vermittelt, wie Hygienestandards eingehalten und gleich-
zeitig umweltbewusst gehandelt und angeleitet werden kann. Die Inhalte umfassen
Ursachen und Auswirkungen des unreflektierten Umgangs mit Einwegmaterialien,
Strategien zur Reduzierung von Materialverschwendung und Anleitungsbeispiele
für nachhaltige Hygienepraktiken.

**Vertiefungsmodul „Nachhaltigkeit in pflegerischen Beratungsgesprächen
anleiten"**
In diesem Modul geht es um die Integration von Nachhaltigkeit in Mentoringgespräche zwischen Praxisanleitenden und Pflegeauszubildenden. Die Fortbildung vermittelt, wie nachhaltige Aspekte am Beispiel Ernährung sinnvoll eingebracht werden
können. Inhalte sind der Zusammenhang von Nachhaltigkeit und Gesundheit,
praxisorientierte Techniken für Mentoringgespräche und die Förderung gesunder
Lebensstile durch nachhaltiges Handeln.

Vertiefungsmodul „Ressourcenschonendes pflegerisches Handeln anleiten"
Dieses Modul beschäftigt sich mit der Frage, wie Ressourcen im Pflegealltag eingespart werden können und wie dieses Wissen in Praxisanleitungen integriert werden kann. Es werden Einsparpotenziale in den Bereichen Lieferketten, Energieverbrauch, Materialverschwendung und Abfallaufkommen untersucht. Darüber hinaus wird die Rolle der Pflegefachpersonen bei der Umsetzung nachhaltiger Praktiken thematisiert.

Vertiefungsmodul „Pflegerisches Handeln bei Hitze anleiten"
Dieses Modul befasst sich mit den Herausforderungen extremer Hitze für Pflegebedürftige und Pflegefachpersonal. Die Fortbildung vermittelt praktische Ansätze zum Umgang mit Hitze im Pflegealltag und deren Integration in die Praxisanleitung. Inhalte sind gesundheitliche Risiken, Strategien im Umgang mit Hitze und Präventionsmaßnahmen sowie die Rolle des Pflegefachpersonals beim Hitzeschutz.

Vertiefungsmodul „Pflegerisches Handeln bei klimabedingten Erkrankungen anleiten"
Dieses Modul befasst sich mit der zunehmenden Häufigkeit und Neuartigkeit von Krankheiten, die durch die Klimakrise verursacht werden, einschließlich zoonotischer Infektionen, UV-bedingter und luftqualitätsbedingter Erkrankungen. Die Fortbildung vermittelt Kenntnisse über die Erkennung, das Management und die Prävention dieser klimabedingten Erkrankungen, bereitet die Praxisanleitenden auf diese Herausforderungen vor und zeigt auf, wie dieses Wissen in Anleitungssituationen integriert werden kann.

Das „NahtToolkit" wurde von dem Projekt „Naht – Nachhaltiges Handeln in der pflegeberuflichen Bildung: Curriculare Integration von Planetary Health und digitaler Kompetenz" entwickelt, das von 01.04.2024 bis 31.03.2026 durch das Bundesministerium für Bildung und Forschung (BMBF) und die Europäischen Union über den Europäischen Sozialfonds Plus (ESF Plus) im Rahmen des Programms „Nachhaltig im Beruf – zukunftsorientiert ausbilden" gefördert wurde.

Fazit 6

Mit der Gesundheit des Menschen im Zentrum der Bewältigungsstrategien für die Klimakrise erhält die Pflege als zentrale Berufsgruppe einen wichtigen Auftrag: als gutes Beispiel voranzugehen, den eigenen Beitrag zur Klimakrise zu minimieren und als Changemaker Nachhaltigkeit in die Pflegepraxis zu integrieren (Romanello et al., 2023; Wihofszky & Huss, 2024). Dennoch fühlen sich Pflegende schlecht auf diese Aufgabe vorbereitet (Butterfield et al., 2021). Pflegeauszubildende fordern daher berufliche Bildung für Nachhaltige Entwicklung für die Pflegeberufe (Álvarez-Nieto et al., 2022). Wie dies gelingen kann, zeigen die Beiträge in diesem Buch und die bereits bestehende Ressource NurSusTOOLKIT. Dennoch fehlen entsprechende Ansatzpunkte für die praktische Pflegebildung. Im Projekt „Naht" soll dies aufgegriffen werden, um Pflegeauszubildende in der Praxis zu stärken und den Transfer von BBNE in die praktische Pflegebildung zu gewährleisten.

Was Sie aus diesem *essential* mitnehmen können

- Das Gesundheitswesen, und damit auch die Pflege, leistet einen großen Beitrag zur Klimakrise und muss daher Prozesse und Strukturen neu überdenken
- Pflegende können Changemaker sein, um die Bewältigungsstrategien für die Klimakrise voranzutreiben und gleichzeitig die Gesundheit der Menschen zu bewahren und zu fördern
- Die ethischen Bezugspunkte der Nachhaltigkeit decken sich mit dem normativen Leitbild der Pflege
- Nachhaltige Entwicklung, Planetary Health und die Klimakrise haben bisher nur bedingt Einzug in die Pflegebildung gehalten
- Am Beispiel der HS Bielefeld und HS Esslingen lässt sich zeigen, wie die Themen Nachhaltige Entwicklung, Planetary Health und die Klimakrise in die Pflegebildung mithilfe von transformativem Lernen und konstruktivistischen und ermöglichungsdidaktischen Ansätzen vermittelt werden können

Literatur

Álvarez-García, C., Álvarez-Nieto, C., Kelsey, J., Carter, R., Sanz-Martos, S., & López-Medina, I. M. (2019). Effectiveness of the e-NurSus Children Intervention in the Training of Nursing Students. *International Journal of Environmental Research and Public Health*, *16*(21), Article 21. https://doi.org/10.3390/ijerph16214288

Álvarez-Nieto, C., Richardson, J., Navarro-Perán, M. Á., Tuttici, N., Huss, N., Elf, M., Anåker, A., Aronsson, J., Baid, H., & López-Medina, I. M. (2022). Nursing students' attitudes towards climate change and sustainability: A cross-sectional multisite study. *Nurse Education Today*, *108*, 105185. https://doi.org/10.1016/j.nedt.2021.105185

Alvarez-Nieto, C., Richardson, J., Parra-Anguita, G., Linares-Abad, M., Huss, N., Grande-Gascon, M., Grose, J., Huynen, M., & Lopez-Medina, I. M. (2018). Developing digital educational materials for nursing and sustainability: The results of an observational study. *Nurse Education Today*, *60*, 139–146. https://doi.org/10.1016/j.nedt.2017.10.008

Ammende, R., Darmann-Finck, I., Ertl-Schmuck, R., von Germeten-Ortmann, B., Hundenborn, G., Machleit, U., Maier, C., Muths, S., & Walter, A. (2023). *Rahmenpläne der Fachkommission nach § 53 PflBG – Rahmenausbildungspläne für die praktische Ausbildung 1. Aktualisierung* (Bundesinstitut für Berufsbildung, Hrsg.). https://www.bibb.de/dokumente/pdf/AB26_Rahmenausbildungsplaene_aktualisiert_11-2023.pdf

ANA. (2023). *Nurses' Role in Addressing Global Climate Change, Climate Justice, and Health*. ANA. https://www.nursingworld.org/practice-policy/nursing-excellence/official-position-statements/id/climate-change/

Arnold, R., & Schüßler, I. (Hrsg.). (2020). *Ermöglichungsdidaktik: Erwachsenenpädagogische Grundlagen und Erfahrungen* (4. unveränderte Auflage, S. 1–320). Schneider Verlag Hohengehren GmbH. https://elibrary.utb.de/doi/book/10.3278/9783763963812

Aronsson, J., Clarke, D., Grose, J., & Richardson, J. (2020). Student nurses exposed to sustainability education can challenge practice: A cohort study. *Nursing & Health Sciences*, *22*(3), Article 3. https://doi.org/10.1111/nhs.12734

Aronsson, J., Nichols, A., Warwick, P., & Elf, M. (2023). Nursing students' and educators' perspectives on sustainability and climate change: An integrative review. *Journal of Advanced Nursing*, *n/a*(n/a), Article n/a. https://doi.org/10.1111/jan.15950

Bethmann, A., Hilgenböcker, E., & Wright, M. (2021). Partizipative Qualitätsentwicklung in der Prävention und Gesundheitsförderung. In M. Tiemann & M. Mohokum (Hrsg.),

Prävention und Gesundheitsförderung (S. 1083–1095). Springer. https://doi.org/10.1007/978-3-662-62426-5_119

BMBF. (o. J.). *UN-Dekade BNE (2005–2014)—BNE-Portal Kampagne*. BNE-Portal – BNE-Portal Kampagne. https://www.bne-portal.de/bne/de/bundesweit/un_dekade_bne/un-dekade-bne-2005-2014.html

BMG. (2021). *Nachhaltigkeit für Gesundheit und Pflege. Nachhaltigkeitsbericht 2021 des Bundesministeriums für Gesundheit*. https://www.bundesgesundheitsministerium.de/service/publikationen/details/nachhaltigkeit-fuer-gesundheit-und-pflege-nachhaltigkeitsbericht-2021-des-bundesministeriums-fuer-gesundheit.html

Bonse-Rohmann, M., & Wittland, M. (2023). Studentische Exkursionen für Gesundheits- und Pflegeberufe – außerhochschulisches Entdecken und Lernen. In M. Bonse-Rohmann, H. Burchert, K. Schulze, & B. Wulfhorst (Hrsg.), *Gesundheitsförderung im Studium: Konzepte und Kompetenzen für Gesundheits- und Pflegeberufe*. wbv.

Braßler, M. (2018). Hochschulbildung für eine nachhaltige Entwicklung: Wie kann man Nachhaltigkeit wirksam lehren und lernen? In C. T. Schmitt & E. Bamberg (Hrsg.), *Psychologie und Nachhaltigkeit: Konzeptionelle Grundlagen, Anwendungsbeispiele und Zukunftsperspektiven* (S. 81–90). Springer Fachmedien. https://doi.org/10.1007/978-3-658-19965-4_7

Bundesinstitut für Berufsbildung (BIBB) (Hrsg.). (2020). *Rahmenpläne der Fachkommission nach § 53 PflBG*. Verlag Barbara Budrich.

Bundesministerium für Arbeit und Soziales. (2024). *BMAS – Lieferkettengesetz*. www.bmas.de. https://www.bmas.de/DE/Service/Gesetze-und-Gesetzesvorhaben/Gesetz-Unternehmerische-Sorgfaltspflichten-Lieferketten/gesetz-unternehmerische-sorgfaltspflichten-lieferketten.html

Butterfield, P., Leffers, J., & Vásquez, M. D. (2021). Nursing's pivotal role in global climate action. *BMJ, 373*, n1049. https://doi.org/10.1136/bmj.n1049

Cabernard, L., Pfister, S., Oberschelp, C., & Hellweg, S. (2022). Growing environmental footprint of plastics driven by coal combustion. *Nature Sustainability, 5*(2), Article 2. https://doi.org/10.1038/s41893-021-00807-2

Chen, P., & Schmidtke, C. (2017). Humanistic Elements in the Educational Practice at a United States Sub-Baccalaureate Technical College. *International Journal for Research in Vocational Education and Training, 4*(2), 117–145. https://doi.org/10.13152/IJRVET.4.2.2

Crizzle, A. M., McLean, M., & Malkin, J. (2020). Risk Factors for Depressive Symptoms in Long-Haul Truck Drivers. *International Journal of Environmental Research and Public Health, 17*(11), Article 11. https://doi.org/10.3390/ijerph17113764

Dambre, C., Strack Diaz, J. G., Orhan, R., Montag, D., van der Zande, I., & Gallo, V. (2022). Working toward a transdisciplinary approach to teaching and learning planetary health–A collective reflection. *Frontiers in Public Health, 10*. https://doi.org/10.3389/fpubh.2022.1039736

Dauer, B., & Jürgensen, A. (2021). *Handreichung für die Pflegeausbildung am Lernort Praxis* (Bundesinstitut für Berufsbildung, Hrsg.).

DER. (2022). *Vulnerabilität und Resilienz in der Krise – Ethische Kriterien für Entscheidungen in einer Pandemie. Stellungnahme*. https://www.ethikrat.org/fileadmin/Publikationen/Stellungnahmen/deutsch/stellungnahme-vulnerabilitaet-und-resilienz-in-der-krise.pdf

DER. (2024). *Klimagerechtigkeit*. https://www.ethikrat.org/fileadmin/Publikationen/Stellu ngnahmen/deutsch/klimagerechtigkeit.pdf

Die Bundesregierung (Hrsg.). (2021). *Deutsche Nachhaltigkeitsstrategie Weiterentwicklung 2021*.

DKG. (2022). *DKG-Empfehlung für die Weiterbildung zur Praxisanleitung*. https://www. dkgev.de/fileadmin/default/Mediapool/2_Themen/2.5._Personal_und_Weiterbildung/2. 5.11._Aus-_und_Weiterbildung_von_Pflegeberufen/Praxisanleitung/Download_ab_01. 05.22/DKG_Empfehlung_Praxisanleitung.pdf

Erpenbeck, J., Sauter, S., & Sauter, W. (2015). *E-Learning und Blended Learning: Selbstgesteuerte Lernprozesse zum Wissensaufbau und zur Qualifizierung*. Springer Gabler.

Gaudreau, C., Guillaumie, L., Jobin, É., & Diallo, T. A. (2024). Nurses and Climate Change: A Narrative Review of Nursing Associations' Recommendations for Integrating Climate Change Mitigation Strategies. *Canadian Journal of Nursing Research*, *56*(3), 193–203. https://doi.org/10.1177/08445621241229932

GCCHE, G. C. on C. and H. E. (2020). *Climate & Health Key Competencies for Health Professions Students*. https://www.publichealth.columbia.edu/file/8390/download?token= 9HXAYDKz

Gonzalez Holguera, J., & Senn, N. (2022). *Umweltbewusste Gesundheitsversorgung in der Schweiz*. Académies suisses des sciences. https://doi.org/10.5281/ZENODO.6513484

Hilse, P., Pabst, C., Schütt-Sayed, S., Werner, M., Goldmann, E., Rocklage, M., & Hecker, K. (2022). *Die Erfassung der betrieblichen Bildung für nachhaltige Entwicklung. Forschungsbericht zum Projekt „Indikatorenentwicklung Berufliche Bildung für nachhaltige Entwicklung"*. 72 pages. https://doi.org/10.25656/01:25165

Hodges, S. (2017). Hospitals as factories of medical garbage. *Anthropology & Medicine*, *24*(3), Article 3. https://doi.org/10.1080/13648470.2017.1389165

Huss, N. M. (2023). Nachhaltigkeitsbildung und -kompetenz in der Pflege – Das NurSus-TOOLKIT. In I. Dullinger (Hrsg.), *Green Nursing Handlungsfelder der Gesundheitsförderung und Prävention im Kontext des Klimawandels*. facultas.

Huss, N. M., Huynen, M., Álvarez Nieto, C., Richardson, J., & López-Medina, I. (2021). *Embedding Sustainability in the Nursing Curriculum* (S. 193–210). https://doi.org/10. 1007/978-3-030-78181-1_11

Huss, N. M., & Weinheimer, M. (2021). Der Zusammenhang zwischen Gesundheitsversorgungssystemen und der Aufrechterhaltung einer nachhaltigen Umwelt. In W. Wellbrock & D. Ludin (Hrsg.), *Nachhaltiger Konsum: Best Practices aus Wissenschaft, Unternehmenspraxis, Gesellschaft, Verwaltung und Politik* (1. Aufl. 2021 Edition, S. 313–331). Springer Gabler.

ICN. (2021). *DER ICN-ETHIKKODEX FÜR PFLEGEFACHPERSONEN*. ICN – International Council of Nurses. https://www.wege-zur-pflege.de/fileadmin/daten/Pflege_Cha rta/Schulungsmaterial/Modul_5/Weiterfu%CC%88hrende_Materialien/M5-ICN-Ethikk odex-DBfK.pdf

IPCC. (2023). *Climate Change 2023: Synthesis Report. Contribution of Working Groups I, II and III to the Sixth Assessment Report of the Intergovernmental Panel on Climate Change* [Core Writing Team, H. Lee and J. Romero (eds.)]. IPCC. https://doi.org/10.59327/IPCC/ AR6-9789291691647

Jochem, C., & Reismann, L. (2022). Klimaspezifische Gesundheitskompetenz. *Public Health Forum*, *30*(2), Article 2. https://doi.org/10.1515/pubhef-2022-0010

Karliner, J., Slotterback, S., Boyd, R., Ashby, B., & Steele, K. (2019). *HEALTH CARE'S CLI-MATE FOOTPRINT*. https://noharm-global.org/sites/default/files/documents-files/5961/HealthCaresClimateFootprint_092319.pdf

Kropp, A. (2019). *Grundlagen der Nachhaltigen Entwicklung: Handlungsmöglichkeiten und Strategien zur Umsetzung*. Springer Fachmedien Wiesbaden. https://doi.org/10.1007/978-3-658-23072-2

Kuhlmeier, W., & Vollmer, T. (2018). Ansatz einer Didaktik der Beruflichen Bildung für nachhaltige Entwicklung. In Tade Tramm, Mark Casper, & Tobias Schlömer (Hrsg.), *Didaktik der beruflichen Bildung – Selbstverständnis, Zukunftsperspektiven und Innovationsschwerpunkte* (S. 131–151). Bertelsmann.

Kultusministerkonferenz. (2017). *Qualifikationsrahmen für deutsche Hochschulabschlüsse*. https://www.kmk.org/fileadmin/Dateien/veroeffentlichungen_beschluesse/2017/2017_02_16-Qualifikationsrahmen.pdf

Kurth, A., & Potter, T. (2022). The Public Health Crisis Is Planetary—And Nursing Is Crucial to Addressing It. *American Journal of Public Health, 112*(S3), Article S3. https://doi.org/10.2105/AJPH.2022.306877

Lenzen-Schulte, M. (2019). Medizinische Abfallentsorgung: Wenn Abfall nicht einfach Müll ist. *Deutsches Ärzteblatt, 116*(3), 96–97.

López-Medina, I. M., Álvarez-García, C., Parra-Anguita, L., Sanz-Martos, S., & Álvarez-Nieto, C. (2022). Perceptions and concerns about sustainable healthcare of nursing students trained in sustainability and health: A cohort study. *Nurse Education in Practice, 65*, 103489. https://doi.org/10.1016/j.nepr.2022.103489

Loy, E. (2019, Juni 12). *Klimaschutz im Gesundheitswesen*. BUND – BUND für Naturschutz und Umwelt in Deutschland. https://www.bund-berlin.de/service/presse/detail/news/klimaschutz-im-gesundheitswesen/

Lüdtke, I. (2019). *Klimaschutz ist auch ein Gesundheitsthema!* (7–8). 38(7–8), Article 7–8.

Malsch, A. (2021). Umwelt und Gesundheitsförderung. In Bundeszentrale für gesundheitliche Aufklärung (BZgA) (Hrsg.), *Leitbegriffe der Gesundheitsförderung und Prävention. Glossar zu Konzepten, Strategien und Methoden*. https://doi.org/10.17623/BZGA:Q4-i150-1.0

Martini-Ohnesorg, S., & Wittland, M. (2023). Das Projektstudium zur Aktivierung des Theorie-Praxis-Transfers. In Bonse-Rohmann M, Burchert H, Schulz K, & Wulfhorst B (Hrsg.), *Gesundheitsförderung im Studium* (S. 408–419). wbv.

Matthies-Wiesler, F., Herrmann, M., Schulz, C., Gepp, S., Jung, L., Schneider, A., Breitner-Busch, S., & Voss, M. (2021). *The Lancet Countdown on Health and Climate Change. Policy Brief für Deutschland 2021*. https://www.klimawandel-gesundheit.de/wp-content/uploads/2021/10/20211020_Lancet-Countdown-Policy-Germany-2021_Document_v2.pdf

Misoch, S. (2019). *Qualitative Interviews* (2. erweiterte und aktualisierte Auflage). De Gruyter Oldenbourg. https://doi.org/10.1515/9783110545982

Müller, O., Jahn, A., & Gabrysch, S. (2018). Planetary Health: Ein umfassendes Gesundheitskonzept. *Deutsches Ärzteblatt, 40*(115), A 1751–2.

Organisation der Vereinten Nationen für Bildung, Wissenschaft und Kultur & Deutsche UNESCO-Kommission e.V. (Hrsg.). (2014). *Strategiepapier der Arbeitsgruppe „Berufliche Aus- und Weiterbildung" des Runden Tisches der UN-Dekade „Bildung für nachhaltige Entwicklung"*.

Otto, I. M., Donges, J. F., Cremades, R., Bhowmik, A., Hewitt, R. J., Lucht, W., Rockström, J., Allerberger, F., McCaffrey, M., Doe, S. S. P., Lenferna, A., Morán, N., van Vuuren, D. P., & Schellnhuber, H. J. (2020). Social tipping dynamics for stabilizing Earth's climate by 2050. *Proceedings of the National Academy of Sciences, 117*(5), Article 5. https://doi.org/10.1073/pnas.1900577117

Pichler, P.-P., Jaccard, I. S., Hanewinkel, L., & Weisz, H. (2024). *Sachbericht zum Projekt: Evidenzbasis Treibhausgasemissionen des deutschen Gesundheitswesens GermanHealthCFP.*

Planetary Health Alliance & Universidade de São Paulo (Hrsg.). (2021, Oktober 6). *São Paulo Declaration on Planetary Health.* https://drive.google.com/file/d/1jyC7uXyt8o8PqoEJG44GMBjaTSjuqvUs/view

Practice Green Health, Healthcare without Harm, & Global Green and Healthy Hospitals. (o.J.). *Sustainable Procurement in Health Care Guide.* https://greenhospitals.org/sites/default/files/2022-09/Sustainable%20Procurement%20Guide.pdf

Ratinen, I., & Uusiautti, S. (2020). Finnish Students' Knowledge of Climate Change Mitigation and Its Connection to Hope. *Sustainability, 12*(6), Article 6. https://doi.org/10.3390/su12062181

Richardson, J., Heidenreich, T., Álvarez-Nieto, C., Fasseur, F., Grose, J., Huss, N., Huynen, M., López-Medina, I. M., & Schweizer, A. (2016). Including sustainability issues in nurse education: A comparative study of first year student nurses' attitudes in four European countries. *Nurse Education Today, 37*, 15–20. https://doi.org/10.1016/j.nedt.2015.11.005

Riedel, A. (2015). Sustainability as an Ethical Principle: Ensuring Its Systematic Place in Professional Nursing Practice. *Healthcare, 4*(1), 2. https://doi.org/10.3390/healthcare4010002

Riedel, A., & Lehmeyer, S. (2023). Facetten der Nachhaltigkeit – Bezugspunkte für den ethisch verantwortlichen Umgang mit Ressourcen im Pflege- und Gesundheitswesen. In S. Hartung & P. Wihofszky (Hrsg.), *Gesundheit und Nachhaltigkeit* (S. 1–13). Springer Berlin Heidelberg. https://doi.org/10.1007/978-3-662-64954-1_5-1

Riedel, A., Schlögl-Flierl, K., & Klotz, K. (2024). Klima und Nachhaltigkeit: Lasten verteilen. *Pflegezeitschrift, 77*(6), 19–21. https://doi.org/10.1007/s41906-024-2619-7

Romanello, M., Di Napoli, C., Drummond, P., Green, C., Kennard, H., Lampard, P., Scamman, D., Arnell, N., Ayeb-Karlsson, S., Ford, L. B., Belesova, K., Bowen, K., Cai, W., Callaghan, M., Campbell-Lendrum, D., Chambers, J., van Daalen, K. R., Dalin, C., Dasandi, N., ... Costello, A. (2022). The 2022 report of the Lancet Countdown on health and climate change: Health at the mercy of fossil fuels. *The Lancet, 400*(10363), 1619–1654. https://doi.org/10.1016/S0140-6736(22)01540-9

Romanello, M., Napoli, C. D., Green, C., Kennard, H., Lampard, P., Scamman, D., Walawender, M., Ali, Z., Ameli, N., Ayeb-Karlsson, S., Beggs, P. J., Belesova, K., Berrang Ford, L., Bowen, K., Cai, W., Callaghan, M., Campbell-Lendrum, D., Chambers, J., Cross, T. J., ... Costello, A. (2023). The 2023 report of the Lancet Countdown on health and climate change: The imperative for a health-centred response in a world facing irreversible harms. *The Lancet*, S0140673623018597. https://doi.org/10.1016/S0140-6736(23)01859-7

Royal College of Nursing (RCN). (2021). *Leaving No-one Behind. The role of the nursing in achieving the United Nations Sustainable Development Goals in the UK.* https://www.rcn.org.uk/professional-development/publications/rcn-leaving-no-one-behind-uk-pub-009-653

Schmucker, R. (2020). Arbeitsbedingungen in Pflegeberufen. In K. Jacobs, A. Kuhlmey, S. Greß, J. Klauber, & A. Schwinger (Hrsg.), *Pflege-Report 2019: Mehr Personal in der Langzeitpflege—Aber woher?* (S. 49–60). Springer. https://doi.org/10.1007/978-3-662-58935-9_3

Seidel, L., Sting, A.-L., & Bonse-Rohmann, M. (2023). Nachhaltigkeit und Gesundheit in der beruflichen und akademischen Bildung der Gesundheits- und Pflegeberufe. In S. Hartung & P. Wihofszky (Hrsg.), *Gesundheit und Nachhaltigkeit* (S. 1–10). Springer. https://doi.org/10.1007/978-3-662-64954-1_35-1

Shaw, E., Walpole, S., McLean, M., Alvarez-Nieto, C., Barna, S., Bazin, K., Behrens, G., Chase, H., Duane, B., El Omrani, O., Elf, M., Faerron Guzmán, C. A., Falceto de Barros, E., Gibbs, T. J., Groome, J., Hackett, F., Harden, J., Hothersall, E. J., Hourihane, M., … Woollard, R. (2021). AMEE Consensus Statement: Planetary health and education for sustainable healthcare. *Medical Teacher, 43*(3), 272–286. https://doi.org/10.1080/0142159X.2020.1860207

Tempel, J., & Ilmarinen, J. (2015). *Arbeitsleben 2025: Das Haus der Arbeitsfähigkeit im Unternehmen bauen: Bd. 2. unveränd. Aufl* (M. Giesert, Hrsg.). VSA-Verlag.

Trueba, M. L., Bhutta, M. F., & Shahvisi, A. (2021). Instruments of health and harm: How the procurement of healthcare goods contributes to global health inequality. *Journal of Medical Ethics, 47*(6), Article 6. https://doi.org/10.1136/medethics-2020-106286

Tun, M. S. (2019). Fulfilling a new obligation: Teaching and learning of sustainable healthcare in the medical education curriculum. *Medical Teacher, 41*(10), Article 10. https://doi.org/10.1080/0142159X.2019.1623870

UNECD. (1992). *Agenda 21. Konferenz der Vereinten Nationen für Umwelt und Entwicklung, Rio de Janeiro.* http://www.un.org/depts/german/conf/agenda21/agenda_21.pdf

United Nations. (2023, März 22). *THE 17 GOALS | Sustainable Development.* https://sdgs.un.org/goals

von Hauff, M. (2023). Entwicklungsgeschichte des Nachhaltigkeitsbegriffs. In S. Hartung & P. Wihofszky (Hrsg.), *Gesundheit und Nachhaltigkeit* (S. 1–8). Springer Berlin Heidelberg. https://doi.org/10.1007/978-3-662-64954-1_2-1

Voss, M., & Baltruks, D. (2023). Gesundheit innerhalb planetarer Grenzen: Entwicklungen und Zusammenhänge der Nachhaltigkeits- und Gesundheitspolitik in Deutschland. In S. Hartung & P. Wihofszky (Hrsg.), *Gesundheit und Nachhaltigkeit* (S. 1–8). Springer Berlin Heidelberg. https://doi.org/10.1007/978-3-662-64954-1_50-1

Wabnitz, K., Galle, S., Hegge, L., Masztalerz, O., Schwienhorst-Stich, E., & Eichinger, M. (2021). Planetare Gesundheit – transformative Lehr- und Lernformate zur Klima- und Nachhaltigkeitskrise für Gesundheitsberufe. *Bundesgesundheitsblatt – Gesundheitsforschung – Gesundheitsschutz, 64*(3), 378–383. https://doi.org/10.1007/s00103-021-03289-x

Wabnitz, K., Schwienhorst-Stich, E.-M., & Schmid, J. (2023). Planetare Gesundheit – Lehr- und Lernformate für die medizinische Ausbildung. In S. Hartung & P. Wihofszky (Hrsg.), *Gesundheit und Nachhaltigkeit* (S. 1–10). Springer. https://doi.org/10.1007/978-3-662-64954-1_36-1

Wallis, H., & Loy, L. S. (2021). What drives pro-environmental activism of young people? A survey study on the Fridays For Future movement. *Journal of Environmental Psychology, 74*, 101581. https://doi.org/10.1016/j.jenvp.2021.101581

Weber, H., & Wester, A. M. (2021). *Berufliche Bildung für nachhaltige Entwicklung. Vom Projekt zur Struktur – aus gelungenen BBNE-Beispielen lernen.* https://doi.org/10.25656/01:21959

Wieteck, P. (2018). Zukunftsfähige Pflege mit Innovationspotenzial: Pflege neu denken – Strukturwandel pflegerischer Dienstleistungen als gesellschaftliche Aufgabe. In K. Keller & F. Lorenz (Hrsg.), *CSR im Gesundheitswesen* (S. 203–236). Springer Berlin Heidelberg. https://doi.org/10.1007/978-3-662-55937-6_12

Wihofszky, P. (2023). Ein digitales Lehr-Lern-Konzept eines gesundheitswissenschaftlichen Moduls. In Mathias Bonse-Rohmann, Heiko Burchert, Katrin Schulze, & Britta Wulfhorst (Hrsg.), *Gesundheitsförderung im Studium: Konzepte und Kompetenzen für Gesundheits- und Pflegeberufe* (S. 420–435). wbv.

Wihofszky, P., & Huss, N. (2024). Klimawandel und Gesundheit. *ASU, 59*(02), Article 02. https://doi.org/10.17147/asu-1-335667